Eduardo Casas Rojo
Covadonga Fernandez–Golfin
José Luis Zamorano

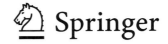

Manual of 3D Echocardiography

三维超声心动图手册

	爱德华多·卡萨斯·罗霍
主　编	〔西〕科瓦东加·费尔南德斯－戈尔芬
	何塞·路易斯·萨莫拉诺
主　译	尹立雪
副主译	王　胰　李文华　张红梅
译　者	(按姓氏笔画排序)

叶露薇　刘学兵　李　爽　张清凤

陈　佳　孟庆国　彭　佳

U0325170

天津出版传媒集团

天津科技翻译出版有限公司

著作权合同登记号：图字：02-2018-229

图书在版编目(CIP)数据

三维超声心动图手册 / (西)爱德华多·卡萨斯·罗霍,(西)科瓦东加·费尔南德斯-戈尔芬,(西)何塞·路易斯·萨莫拉诺主编;尹立雪主译. —天津：天津科技翻译出版有限公司,2022.6
书名原文：Manual of 3D Echocardiography
ISBN 978-7-5433-4175-3

Ⅰ.①三… Ⅱ.①爱… ②科… ③何… ④尹… Ⅲ.①超声心动图-手册 Ⅳ.①R540.4-62

中国版本图书馆 CIP 数据核字(2021)第 232090 号

授权单位：Springer International Publishing AG.
出　　版：天津科技翻译出版有限公司
出 版 人：刘子媛
地　　址：天津市南开区白堤路 244 号
邮政编码：300192
电　　话：(022)87894896
传　　真：(022)87893237
网　　址：www.tsttpc.com
印　　刷：天津新华印务有限公司
发　　行：全国新华书店
版本记录：710mm×1000mm　16 开本　13.5 印张　220 千字
　　　　　2022 年 6 月第 1 版　2022 年 6 月第 1 次印刷
　　　　　定价：108.00 元

(如发现印装问题,可与出版社调换)

中文版前言

众所周知,超声心动图经过半个多世纪的发展已然成为心血管病学发展进程中最重要的十大心血管疾病诊疗支撑技术之一。1998年出现的实时三维超声心动图由于受到计算机计算速度的制约,帧频较低,需要拼接,未能有效服务于临床。近10年来,随着计算机软硬件性能的提升,以及数学算法、深度学习和人工智能的进步,实时三维超声心动图已经能够实现更高帧频的实时、多视角和多维度心脏细微结构和功能以及血流动力学成像。目前介入心血管和心血管外科医生越来越依赖于该项技术所提供的高度可视化量化评价环境,并将其亲切地称为"第三只眼"。

2007年,国内首部三维超声心动图学术著作出版,距今已有10余年之久。超声技术的革新以及全新的介入心血管治疗方法的进展(如 TAVR、Mitra-clip),使更简洁、实用、高效服务于临床的三维超声心动图技术进一步推广应用更为急迫,因而急需出版系统性介绍实时三维超声心动图的相关书籍。本书由四川省医学科学院·四川省人民医院超声科医生翻译全面介绍了三维超声心动图的物理学基础、原理,以及心脏结构与功能评估、介入治疗技术的引导等内容,原著主编 Eduardo Casas Rojo、Covadonga Fernandez-Golfin 及 José Luis Zamorano 都是在心血管超声领域享有极高专业声誉并有着丰富临床经验的心血管病学家,所有章节编排密切结合临床的痛点及难点,我们相信无论是实时三维超声心动图初学者还是已经具有一定临床工作经验的医生都能从本书中受益匪浅。该书的出版将极大地推动我国实时三维超声心动图技术在临床中的应用。

在该书即将出版之际,衷心感谢全体译者为本书所付出的艰辛！由于时间仓促、译者学识及语言能力有限，翻译过程中的疏漏之处恳请广大读者批评指正。最后，我衷心希望此书能开阔各位超声及临床医生的视野，促进我国实时三维超声心动图的长足发展。

序　言

毋庸置疑,超声心动图以其精确、简便、快捷地评估心脏形态及功能的优势,已成为心血管疾病最重要的无创检查方法。而超声心动图的不断发展又为我们提供了更多不同的方法来更好地评估心脏形态及功能。三维超声心动图就是其中最重要的革命性成果。由于心脏本身是一个立体三维结构,在三维基础上为全身泵血,所以心内科医生更愿意看到以三维效果呈现的心脏。

在本书中,爱德华多·卡萨斯·罗霍(Eduardo Casas Rojo)医生及其同事尽量以简洁实用的语言阐明三维超声心动图的临床应用价值,本书可作为理解及应用三维超声心动图的实用手册。本书包括9章,第1章介绍了应用三维超声心动图必备的基础知识,该部分较实用,没有使用复杂生涩的物理学术语,避免引起理解上的混淆。我们可以从中学习基础物理知识和经胸及经食管三维超声心动图的一般原则。在基础知识及概论后,该书从临床角度介绍了瓣膜疾病、左心室功能及机械力学特性、三维超声心动图在导管室对心脏结构的评估等。在三维超声心动图的常规应用介绍之后,最后一章给出了三维超声心动图的新进展及其前沿研究信息。本书对心导管图像与三维超声心动图的融合也进行了介绍。本书所有章节均基于临床实用性进行撰写,同时编者从专业角度论述了三维超声心动图在先天性心脏病中的应用。

爱德华多医生作为本书的主编非常出色地完成了工作。他组织编者对各章节进行重新架构,使其以一种更通俗易懂、更具有临床实用性的形式展现在读者面前。各章节编者也都是具有丰富三维超声心动图临床应用经验的医生,本手册可以帮助广大医生进行该项技术的培训及直接进入临床使用。当爱德华多医生还是心脏病学研究员的时候，我便认识了他。他非常聪明，是个实干家。一旦他投入一个研究项目中，不管遇到什么样的困难，他都会去努力完成。本书就是一个很好的例证。

何塞·路易斯·萨莫拉诺
于西班牙马德里

目　录

第 **1** 章

三维超声心动图的物理技术及概述

Denisa Muraru，Luigi P. Badano

引言

　　三维超声心动图(three-dimensional echocardiography，3DE)的出现标志着心血管超声检查的真正突破。计算机和超声探头的主要技术进步为 3DE 数据采集提供了足够的空间和时间分辨率，用于评估众多心脏病理改变中的解剖结构及功能。与传统的二维超声心动图(two-dimensional echocardiography，2DE)成像相比，3DE 基本能够让操作者从任何角度观察心脏结构，提供更加全面的解剖结构的直观显示，以及心脏瓣膜解剖和功能的准确定量评估[1]。此外，3DE 克服了几何假设，对心腔进行准确的定量和可重复评估[2-4]，从而为患者提供可靠的诊断结果，而且 3DE 是唯一一种基于容积扫描的成像技术，能够显示跳动心脏各结构的运动状态，而心脏磁共振(cardiac magnetic resonance，CMR)或心脏计算机断层扫描(computed tomography，CT)则是基于多个断层图像采集后 3D 重建的容积再现图像。

　　3DE 的临床应用数据正在迅速发展，并逐渐在心脏结构解剖和功能的无创临床评估中占据一席之地。最近，欧洲超声心动图协会与美国超声心动图学会联合发表了一些建议，旨在为临床医生提供一种系统的 3D 图像采集和分析方法[5]。在最近更新的应用超声心动图技术进行心脏腔室定量的建议中，采用 3DE 评估左心室(left ventricular，LV)和右心室(right ventricular，RV)的大小和功能[6]。

D. Muraru • L.P. Badano (✉)

Department of Cardiac, Thoracic and Vascular Sciences, University of Padua, Padua, Italy

e-mail: lpbadano@gmail.com

2D 和 3D 超声物理原理

当前 3DE 的核心技术是超声换能器。传统的 2D 相控阵换能器由 128 个压电阵元排成一行,它们彼此电隔离(图 1.1 左图)。每个波阵面都是由特定序列中的单个阵元发射产生,其相对于发射起始时间具有相位延迟。每个阵元加上和减去脉冲,发射一束具有特定方向的超声波,形成一组放射状扩步的扫描线。由于压电阵元区域排列成一排,超声波束可以在纵向(轴向)和侧向(方位角)两个维度上偏转,而 Z 轴(垂直仰角)的分辨率由断层切片的厚度决定,断层切片的厚度又与压电阵元的垂直高度有关。

现代 3DE 矩阵换能器由约 3000 个单独连接并同时激活(完全采样)的压电元件组成,工作频率范围为 2~4 MHz 和 5~7 MHz,分别用于经胸和经食管换能器。为了在 3D 中控制超声波束,探头需要使用一个 3D 压电元件阵列,呈行和列排列,形成换能器内的矩形网格(矩阵配置)(图 1.1 右上图)。该矩阵中阵元的电子控制相位发射产生一条扫描线,该扫描线沿轴向(Y 轴或轴向)传播,并可向侧向(X 轴或方位向)和纵向(Z 轴)偏转,以获取金字塔形容积数据集(图 1.1 右下图)。矩阵探头还可以通过激活矩阵内的多行压电阵元,根据预先确定的或用户选择的平面方向提供

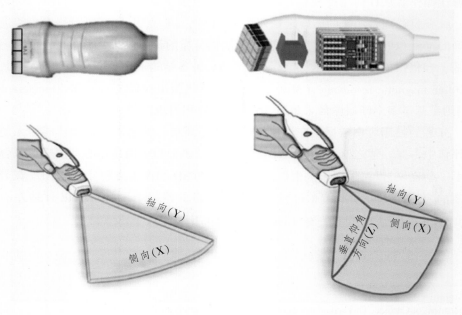

图 1.1　2D 和 3D 换能器。显示 2D(左图)和 3D(右图)换能器主要特征的示意图。

高帧频的实时同步多个 2D 切面(图 1.2)。

全容积取样矩阵换能器取得突破的关键是微电子技术，该技术对每个压电阵元的传输和接收过程实施独立控制。

波束形成(或空间滤波)是一种信号处理技术，分析从换能器阵列发送或接收的定向或空间信号选择。2DE 中，所有用于波束形成的电子阵元(高压发射器、低噪声接收器、模拟-数字换能器、数字控制器、数字延迟线)都在系统内部，消耗大量电能(约 100 W 和个人电脑电子线路板面积 $1500cm^2$)。如果将同样的波束形成方法用于 3DE 中的矩阵换能器，它将需要大约 4kW 的功耗和一个巨大的 PC 板区域来容纳控制 3000 个压电阵元需要的所有电子设备。为了降低功耗和连接电缆的尺寸，换能器集成几个小型电路板，在探头中可进行部分波束形成(图 1.3)。这种独特的电路设计产生了一个动态探头，它可以在低功耗(<1W)下对信号进行微型波束形成，并避免每个压电阵元均连接到超声设备。换能器内的 3000 个通道电路板在换能器内通过对矩阵内部分信号进行延迟和求和来控制精细转向，称为补丁(微波束形成，图 1.3)。心脏矩阵探头的典型补丁大约包含 25 个压电元件，配置在 5×5 矩阵

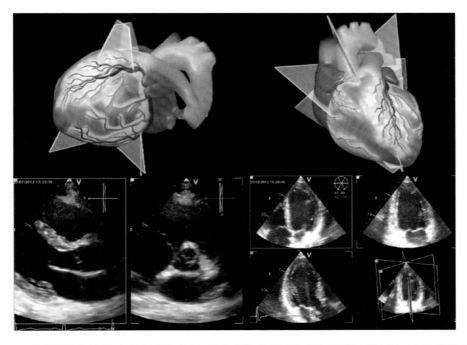

图 1.2　使用矩阵换能器进行多平面采集。经左侧胸骨旁声窗探头可同时获取同一心动周期左心室长轴和短轴切面(右图)。经心尖探头可同时获取左心室四腔和两腔心切面(左图)。操作者在采集期间根据需求改变扫描方向，获取所需的切面(如上图所示)。

中。系统中只有补丁连接到大型波束形成器,这种微型波束成形技术就像一个非常小的电子束成形器,通过将 25 个阵元(发射和接收)指向所需的扫描线,减少连接探头和超声波系统的电缆中的数字通道数量,从 3000 个(这会使线路板太重而无法实际使用)减少到常规的 128~256 个,允许将相同尺寸的 2D 电缆用于 3D 探头。每个微波束形式都有自己的输出端,通过换能器电缆连接回超声系统。大角度转向由超声系统控制,其中补丁模块通过时间对齐方式,以产生每个发射波束的平行接收波束(图 1.3)。

　　然而,探头内部电子设备产生的热量与成像过程的机械指数成正比,因此 3DE 换能器的工程设计应包括热能处理。

　　最后,新的先进的晶体制造工艺允许生产具有均匀固态技术和独特压电性能的单晶材料,通过对发射功率转换为声能及将接收声能转换为电功率的改进来提高转导效率,从而减少了热量产生。提高转导效率和更宽的带宽可增加超声的穿透力和分辨率,提高图像质量,另外还可减少伪像、降低功耗及提高多普勒灵敏度。

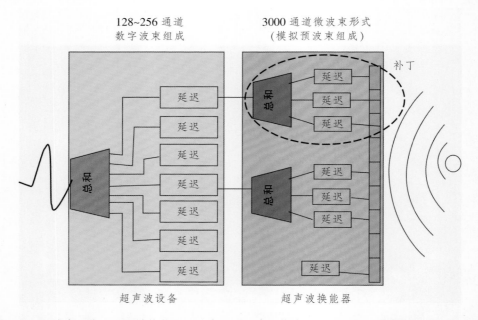

图 1.3　3D 波束组成。3D 矩阵换能器的波束组成已经在传感器和超声波机器层面上进行了分割。换能器的互连技术和集成模拟电路(延迟)利用矩阵(补丁模块)的不同分段来控制发射和接收信号,以执行模拟预波束形成和精细转向。每个补丁的信号相加,以减少将换能器连接到超声系统的同轴电缆中的数字线数量,从 3000 个通道减少到传统的 128~256 个通道。超声波设备将模拟数字(A/D)转换器放大、过滤和数字化元件信号,然后使用数字延迟电路聚焦(大转向)并求和,以形成所需对象的接收信号。

　　换能器技术的进一步发展能够减少换能器占用空间、改善旁瓣抑制、提高灵敏度和穿透力，以及谐波的应用，以上均可用于灰阶和造影图像。目前的矩阵换能器比以前更小，2D 和 3D 成像质量显著提高，单个换能器可以同时实现 2DE 和 3DE 成像，以及在一次心动周期中获得整个左心室心腔图像。

3DE 物理原理

　　3DE 是一种超声技术，不能克服超声波在人体组织中以恒定速度传播的物理限制（超声波在心肌组织和血液中的传播速度约为 1540 m/s）。在没有干扰的情况下，人体组织中的声速除以一个脉冲往返的距离（由图像深度决定），产生每秒可发射的最大脉冲数。根据获得的金字塔角宽度和每个维度（空间分辨率）中所需的声束间距，该数字与每秒可成像的体积（时间分辨率）有关。因此，与 2DE 成像相似，3DE 成像中容积帧频（时间分辨率）、采集体积大小与扫描线数（空间分辨率）成反比关系。这些因素中任何一个增加都会导致另外两个减少。

　　容积帧频、平行接收声束数量、扇形宽度、深度和线密度之间的关系可以用以下公式描述：

$$容积帧频 = \frac{1540 \times 平行接收声束数量}{2 \times (容积宽度/侧向分辨率)^2 \times 容积深度}$$

　　因此，容积帧频可以根据具体需要通过改变容积宽度或深度来调整。3DE 系统也可以通过改变金字塔扇形区扫描线密度来控制侧向分辨率。然而，空间分辨率的降低也会影响图像的对比度。可通过增加平行接收声束量来提高容积帧频，但这种方法会影响信噪比和图像质量。

　　为了便于读者理解，假设在人体内成像 16 cm 的深度，并获得 60°×60° 的金字塔容积。由于声速约为 1540 m/s，每个脉冲必须传播 16 cm×2（发射并返回换能器）的距离，在脉冲之间没有干扰的情况下，每秒可以发射 1540/0.32=4812 个脉冲。假设 X 和 Z 两个维度中的 1° 波束空间内有足够的空间分辨率，在空间上分辨 60°×60° 金字塔容积则需要 3600 个波束（60×60），得到 4812/3600=1.3 Hz 的时间分辨率（容积帧频），这在临床超声心动图的实际应用中几乎没有价值。

　　以上例子说明，在人体组织中以固定声速估测距离一直是 3DE 成像发展面临的主要挑战。为了解决这一问题，各厂家已经研发出几种技术，如并行接收波束技术、多心动周期成像和实时放大采集等，但实际上，一般是通过不同的成像目的选择适当的采集方式（见图像采集和显示部分）。

　　并行接收波束或多行采集是系统发射一个宽波束和接收其内部形成的多个窄波束技术。以这种方式，容积帧频（时间分辨率）会增加一个接收声束数量的相关因素。每个波束形成器的聚焦方向稍有不同，而这些方向又被宽的发射脉冲所包围。

例如,在 25 vps 下获得 90°×90°、深 16 cm 的金字塔体积,系统需要接收约 200 000 扫描线/秒,由于发射速率约为 5000 脉冲/秒,系统应为每个发射脉冲接收 42 束平行光束。然而,增加平行光束的数量以增加时间分辨率会导致波束形成电子器件的尺寸、成本和功耗增加,信噪比和对比度分辨率降低。利用这种处理接收数据的技术,可以在传统扫描器对一条线采样所需的时间内对多条扫描线进行采样,但当接收声束越来越远离发射声束的中心时,信号强度和分辨率会降低(图 1.4)。

另一种增加金字塔体积大小并保持容积帧频(或相反,如保持容积帧频并增加金字塔体积)的技术是多心动周期采集图像。使用这种技术,将连续的心脏循环中获得的一些小的、心电图门控的亚体积融合在一起,最终形成大锥体体积(图 1.5)。只有当拼接的子体积在位置和大小上保持不变时,多心动周期采集才会有效,因此任何换能器运动、呼吸引起的心脏平移运动、心脏周期长度的变化都会造成子体积错位和拼接伪像(图 1.6)。

最后,3DE 系统获得的心脏结构图像质量受到系统点扩散函数的影响。点扩散函数描述成像系统对点输入的响应。在"理想"图像中,以单个像素表示的点输入将被复制为"真实"图像中的单个像素以外的其他内容(图 1.7)。任何点对象的展开(模糊)程度根据所使用的尺寸而变化。在当前 3DE 系统的大小轴向(Y)约为 0.5 mm、侧向(X)约为 2.5 mm、垂直仰角(Z)约为 3 mm。因此,使用轴向时,可获得最佳图像(模糊程度较低,即不失真);使用垂直仰角时,获得最差图像(散开角度最大)。

这些概念在选择心脏结构的最佳成像方式中可以直接应用。根据 3DE 的点扩展函数,通过胸骨旁声窗可获得最佳图像,因为此时心脏结构主要依赖轴向和侧向成像。相反,通过心尖获得图像较差,因为此时主要依赖侧向和垂直仰角成像。

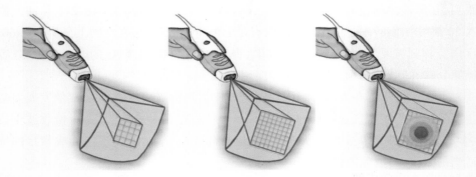

图 1.4　并行接收波束形式。平行接收或多行波束形成技术的示意图,接收 16(左侧)或 64(中间)波束(蓝色方块)用于每个宽传输波束(红色金字塔)。右侧图显示平行接收声束,当声束远离发射光束的中心时,功率和分辨率逐渐降低(从红色最大到亮黄色最小)。

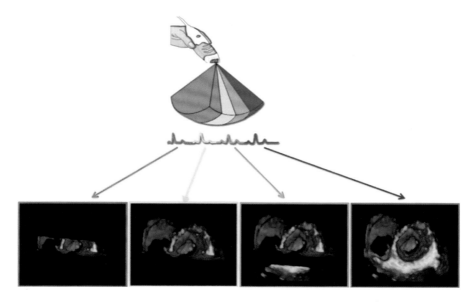

图 1.5　多个心动周期采集。4 个心动周期全容积采集示意图。4 个子金字塔(不同颜色显示子金字塔、心电图心动周期及图下部三维数据集建立方式之间的关系)从连续的心跳中获得,并融合在一起以建立最终的全容积图像(右下图的蓝色正方形)。

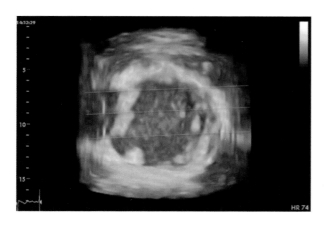

图 1.6　拼接伪像。左心室的容积图像显示呼吸门控伪像。蓝线突出显示子金字塔错位。

3DE 的发展史

　　自早期心血管成像开始,3D 成像的概念无可争辩地被认为是关键需求技术,小于三个维度的成像结果明显限制了医学影像信息的诊断价值(图 1.8)。20 世纪后期,心脏影像技术取得了长足的进步,从模糊的单角度投影 X 线片到多层高空间分

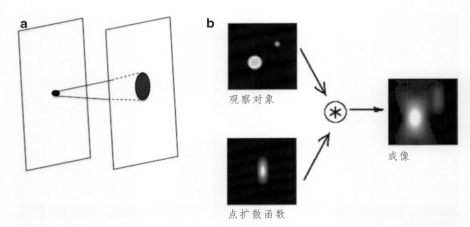

图1.7 点扩散函数。(a)通过光学系统的点变形程度的图形表示。(b)点扩散函数对圆形物体最终图像的影响。

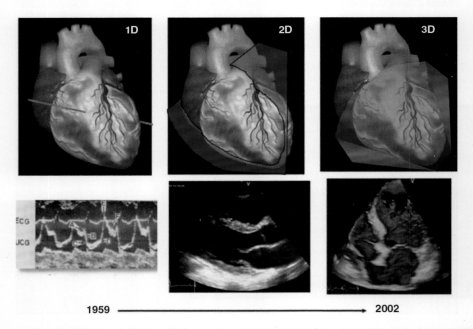

图1.8 超声技术发展。从早期M模式(1D)由一个独立的超声束以时间-深度的方式显示心脏结构,到2DE实时断层扫描显示跳动的心脏,再到目前3DE技术实现实时金字塔形数据采集。

辨率断层图像,能够显示以前仅在解剖图谱中看到的结构。能看到这些细节完全改变了心脏科医生对疾病的解读,产生新的疾病诊断和患者管理标准。目前,大多数心血管疾病的诊断和治疗都依赖于无创成像技术获得的信息。

　　然而,3DE 成像对跳动的心脏依然存在技术瓶颈。从概念上讲,静态脏器很容易通过从不同部位或不同角度连续采集信息完成 3DE 成像,但获取跳动心脏的 3DE 数据集需要实时进行信息采集,这对工程师和物理学家来说是个真正的挑战。事实上,从 20 世纪 70 年代早期的教科书中看到,由于受人体内超声波的传播速度的限制,实时 2DE 心脏成像的实现就是一项巨大的技术进步。

　　毫无疑问,尽管超声波的传播速度没有改变,但是计算机计算能力呈指数级增长并与工程学巧妙结合,极大地提高了超声波成像过程,这说明在过去的 10 年里,3DE 已经实现从研究工具到临床使用的技术转变[1]。

　　这一转变始于 2002 年,当时发布了一个合理的方便的矩阵阵列换能器,并配有软件分析,能够实现实时 3D 成像,同时对 3DE 数据集进行快速切割和量化。

　　在取得这些技术成果之前,开发 3DE 成像的尝试依赖于 2DE 换能器(在空间中跟踪或预先指定的模式移动)以获取多个 2D 视图。这就需要借助心脏超声探头本身的空间信息,在某些技术解决方案中,还需要使用专用的软件将呼吸门控加入组成 3D 重建图像。超声波探头通过探头外部或探头内部多种方式进行跟踪,最新的技术已不再依赖这些跟踪方法(图 1.9)。

　　Dekker[7]等首次尝试通过超声波技术对人体心脏进行 3D 成像。1974 年,他使用机械关节臂测量探头位移,徒手经胸扫描获取多个 2DE 视图(图 1.10)。这标志着最早的 3DE 静态表面重建的诞生。这项工作证明实现 3D 数据采集的可能性,但这项技术在临床上并不实用。

　　为了改进跟踪方法,Moritz 和 Shreve[8]开发了一种声学定位器(所谓的"闪烁间隙",spark-gap),将声学元件连接到超声波探头,并发送规律的可由固定天线检测到

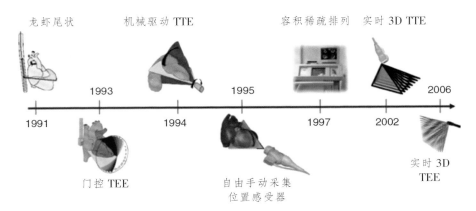

图 1.9　3DE 技术的时间演变(详见正文)。缩写:RT 3DE,实时三维超声心动图;TEE,经食管超声心动图;TTE,经胸超声心动图。

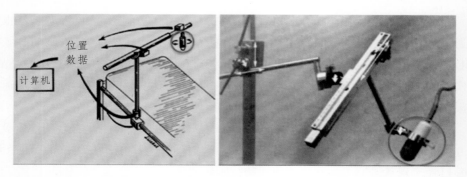

图 1.10   机械臂。扫描床和装置的示意图(左图)和带探头的机械臂的照片(右图)。一个大型的外部声束装置提供有关超声探头的空间数据来实现 3D 重建。图中红色圆圈显示超声波探头。

的音频脉冲,将其包含在笛卡尔定位器网格中(图 1.11)。

1977 年,Raab 等[9]报道一种可以安置在超声波探头上的电磁传感器,它可以连续监测其在空间中的位置。尽管在当时这项技术相当先进,但直到 20 世纪 90 年代中期才被系统地使用(图 1.12)。有几位研究者发表了早期实现 3DE 数据集的文章[10-12]。随着这些技术的进一步发展,操作者可以进行"自由手动扫描",高度发达的磁场系统通过跟踪超声探头的运动来标定顺序采集的 2DE 成像平面。

从多平面进行 3D 重建的重点是对不同平面进行配准,将它们组合在一起形成心脏 3D 图像,这是通过顺序门控功能来实现的,不同的切割平面被一个接一个地获取,门控设计可以尽量减少伪像。使用呼吸门控以尽量减少因呼吸造成的切面空间错位,只捕获与呼吸周期某一阶段相吻合的心脏周期。同样,用心电门控以减少由于心率变化导致的时间错位,只包括 R-R 间期预设范围内的心动周期。这一方法成为经胸和经食管多平面 3D 重建成像的标准并被广泛使用,直到实时 3D 成像成为可能。

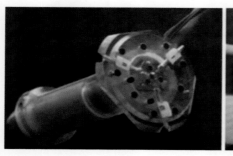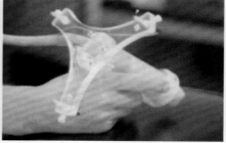

图 1.11   声学定位器或"闪烁间隙",类似雷达技术跟踪超声探头位置。

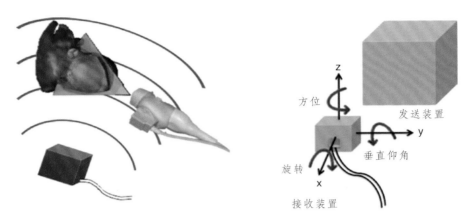

图 1.12　手动扫描。利用电磁定位系统(左图)在 3D 空间跟踪改进的超声探头。接收装置和发送装置的示意图,用于跟踪换能器位置的笛卡尔坐标系(右图)。图像可以被离线重建生成三维数据集。

为实现多平面图像有效采集,假设患者和超声探头外壳都保持在一个相对固定的位置,超声波探头由一个特定装置固定,该装置以具体的、预先编程的方式在机械装置的外壳内移动探头,采用线性、扇形和旋转采集方法(图 1.13)。

在 20 世纪 90 年代初期,换能器采用机械改进的机动驱动装置,使线性逐步动态采集图像成为可能。

然而,由于需要为每个采集步骤找到肋间声窗,这种单一的改进技术不适用于

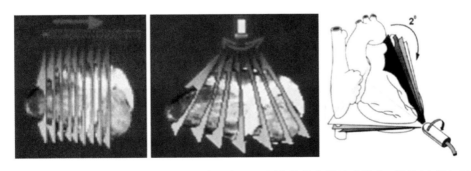

图 1.13　门控序列成像。使用门控序列成像生成 3DE 图像的换能器运动模式。线性(左图):通过计算机控制换能器在预先设定的深度上线性运动,可以获得多个平行的等距离 2D 图像。扇形(中间):通过以指定的弧角倾斜换能器以创建金字塔数据集,在扇形阵列中获得多个 2D 图像。旋转(右图):通过将换能器旋转 180°并以固定的间隔(每 3°或 6°一次)获取图像来创建圆锥形数据集,获得多个 2D 图像。

TTE。该方法能够在回拉式 TEE 换能器中实施,称为"龙虾尾"探头(图 1.14,右图)。该超声换能器的手柄上有一机动单元,通过心电图(ECG)和呼吸门控以 1mm 的增量平行递增地移动晶体。20 世纪 90 年代早期第一次使用该装置进行 3DE TEE 的研究[14]。

线性扫描的另一种方法是将超声换能器与最佳声窗保持相对的固定位置,通过不同方向的内部操纵成像元件来旋转成像平面(图 1.15)。这种旋转扫描与门控序列扫描相结合被应用到 TEE 技术中,探头成为实现 3D 重建的多平面图像的主要来源,可以用于科学研究和临床实践[15,16]。

高质量的 2D 图像及经食管超声探头在整个图像采集过程中能较好地"锚定"位置,尤其在镇静患者中,可以提供高质量的 3D 重建。然而,即使有心电和呼吸门控,重建过程中由于个别成像平面不能完全对齐,心脏瓣叶也会出现锯齿状的拼接

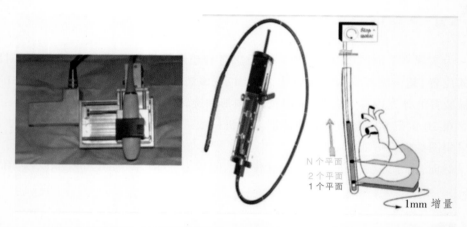

图 1.14　机动线性运动装置,通过换能器线性逐步移动获取平行切割平面重建 3D 图像(左图)。后拉式经食管探头采用相同线性运动方式(右图)。

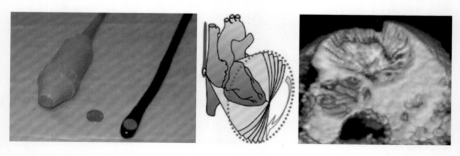

图 1.15　经食管多平面换能器的旋转方法(左图)。以预先指定的方式(中间图)逐渐旋转换能器获得连续超声图像示意图。二尖瓣前叶脱垂的三维图像示例(右图)。

伪像(图 1.15,右图)。多项研究表明,这种方法主要用于瓣膜性心脏病的临床评估中。

早期经胸旋转设备包括一个装有常规换能器的机动装置(图 1.16),该装置可以一次性机械旋转几度,使经胸门控序列多平面采集成为可能,进而行心脏 3D 重建[17-19]。

尽管 3D TTE 图像可以显示之前看不到的图像,但对于临床应用来说图像采集过于耗时和烦琐,人们很快就发现这种方法只能局限于研究领域。此外,重建的图像质量也会受限。

利用以上这些方法,超声换能器按照指定移动获得大量 2D"平面",图像重新排列并将数据整合成矩形像素,进而叠加插入相邻图像的间隙,从叠加的图像中获得立方的"体素",可在任何感兴趣的平面展现或"切割"(图 1.17)。

以上每种技术最主要的局限性在于从根本上依赖于多个 2D 图像,相邻的图像质量互相影响。如果相邻图像因患者主动或被动移动而不一致,则数据插入将出现问题。通过预先设定的心率和呼吸周期进行心脏和呼吸门控,可以将心律失常和肺部伪像这些固有影响降到最低。因此,获取图像通常需 2~3 分钟,心房颤动时需要时间更长。如果 R-R 门控设置变化大于 150 ms,则图像将出现严重不匹配。如果心房颤动门控变化时间为 150 ms,则图像采集可能需要 10 分钟,而患者或医生不可能这么长时间保持静止。因此,获得令人满意的 3D 重建图像,需要一位熟练的超声医师、一位合作的患者、一位精通 3D 重建的操作员和一点点运气。如果图像重建成功,即使用于评价瓣膜等细微结构病变不理想,心室容量评估所需条件也是足够的。

然而,定位器装置限制了超声系统的便携性,重建时间较长以及不可预测的最终结果,均阻碍了该技术在临床实践中的广泛使用。

门控顺序采集和脱机 3D 重建的局限性使研究人员认识到扫描体积而不是单一的平面切割可以解决以往的许多问题。这个突破性想法使 von Ramm 等[20,21]在杜

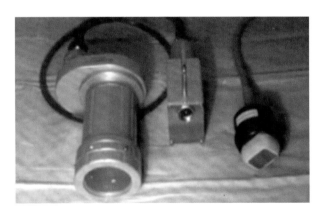

图 1.16　机动装置外置了一个步进马达,其可机械旋转内置的经胸超声换能器。

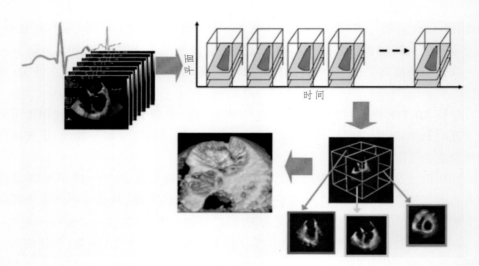

图 1.17　从多个 2D 图像重建 3D 数据集。在一个立体数据集中重新采样图像(通常为 15~60 个心脏周期,10~15 帧/心动周期),最终展现出 3D 图像或感兴趣的切割平面。

克大学开始研发实时 3DE 系统,该系统配有相控阵换能器,压电元件多行排列,可以快速顺序扫描多个平面。几十年来相控阵技术一直是 2DE 换能器不可缺少的一部分,通过改进该技术,采用电子方式控制声束的方向,不仅可以在单一平面内扇形扫描,而且可以在侧向方向上产生一系列此类扫描。更重要的是,在没有任何机械运动的情况下,该技术可实现实时容积成像。

　　第一代实时 3DE 换能器每排的元件数量相对较少,与单个晶体的电子连接数量庞大,因此体积笨重。这种稀疏阵列矩阵传感器由 256 个非同步发射元件组成,面积较大,与胸壁耦合不好,无法获得最佳的声学窗口,在任何平面上生成的 3DE 与 2DE 图像的质量相比都是较差的。然而,它能在一个心脏周期内对整个心脏实时 3D 成像,这是一个重要的技术突破。

　　3DE 是从 2DE 薄层扇形成像的一个主要过渡。虽然容积采集是一个相当大的突破,但图像仍显示为 2D(图 1.18)。2D 图像来源于 3D 数据集,呈正交切割平面。

　　所有技术均已开发,终于在 2002 年 11 月,飞利浦在美国心脏协会会议上发布了第一代实时 3DE。

3DE 的技术特点及局限性

　　传统 2DE 作为一种断层扫描技术在很大程度上依赖于操作者的经验,需根据有限数量的"切片"在"大脑"构建复杂的心脏结构(图 1.19)。因此,2DE 在分析复杂

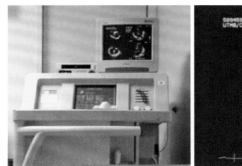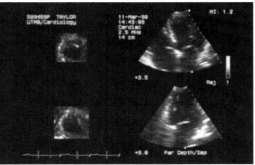

图 1.18　第一个实时 3DE 系统(C-scan,Volumetrics,Inc)配备稀疏矩阵阵列换能器(左图)。右上心尖切面心尖四腔心、右下心尖两腔心,短轴切面或 C 扫描垂直左心室心尖切面(右图)。

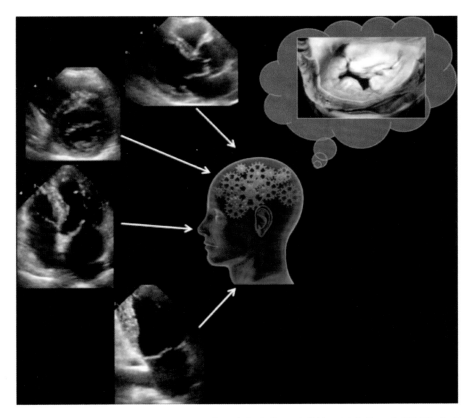

图 1.19　常规 2DE 通过有限数量的断层图像重建复杂的心脏结构。没有单一的视图能表现二尖瓣实际 3D 形状,从不同的途径获得大量二尖瓣的 2DE 图像,进行思维整合分析以获得实际瓣膜的立体结构。显然,这一过程(和结果)受操作员的经验和其对解剖和(或)手术室的实践经验的影响。

心脏结构中受限，并且在进行定量分析时依赖于图像平面位置和心脏结构几何形态的假设。

3DE 是一种容积技术，对数据集进行"电子"切割(类似于解剖学家在解剖室中所做的切割)，能够提供真实的心脏结构。与传统 2DE 相比，操作者可以获得心脏的独特视角 (如 "外科视角"，从心房观察二尖瓣/三尖瓣或从主动脉根部观察主动脉)，并在不做任何假设的情况下对心脏结构的几何结构和功能进行定量分析。例如，如果我们想用 2DE 来计算左心室的容积，我们可以使用不同的公式(图 1.20)，这些公式假设左心室是已知几何图形的形状，通过简单的实际测量(通常是面积和线性尺寸)计算体积。使用 3DE 时，左心室的心内膜被映射成一个容积透视图代表心腔(图 1.21)，通过简单计算容积透视图内的体素来测量容积。获取整个心腔的容积数据集促成了测量复杂几何结构 (如右心室) 体积的可能性，而这些结构用 2DE 是无法计算的[22]。

3DE 的临床应用已在多个领域得到证实，包括：①在不需要几何建模的情况下测量心腔容积，并且不受透视缩短视图的不利影响[3,22-25]；②心脏瓣膜和先天性畸形的真实结构显示[26-28]。这对于理解病理生理学和量化疾病的严重程度，指导和评估外科和(或)经皮导管介入治疗的有效性非常有用[29]；③可视化节段室壁运动[30]；④使用 3D 彩色多普勒定位和可视化反流或分流束。在某些情况下，科学证据支持使用 3DE 作为心脏临床评价的新标准[31]。

尽管 3DE 为获取、显示和量化心脏结构提供了新的可能性，但目前 3DE 还不能完全取代传统的 2DE。3DE 技术的主要缺点是：①技术层面上，3DE 需要正确进行数据集获取和后处理；②时间和空间分辨率均不理想(尤其是在单一心动周期采集模式下)；③用于定量分析 3DE 数据集的软件工具是有限的(目前没有用于定量分析心房和三尖瓣的软件包)，并且大多数软件仅适用于特定供应商的数据集；④缺乏用于量化和裁剪 3DE 数据集的 DICOM 标准。

为有效应用 3DE 技术，超声心动图医师需要进行专门的教育和培训，学习如何采集没有伪像的容积数据集，并在数据集内导航以获得所需的解剖结构或图像。通过裁剪、切割和阈值处理等新工具处理数据集，获取可视化感兴趣区的心脏结构。已有多种显示信息的方法(见下一段)。相比基本一致简单的操作即可获取的 2DE 图像，每家公司不同的 3D 数据集采集和后处理的工作流程在未来需要标准化和简化。

理论上，3DE 数据集的空间或时间分辨率可以与 2DE 图像相近，甚至更高，可以通过增加探头中的压电晶体达到更高的分辨率。所有这些晶体的发送和接收过程都被独立控制，形成有效的波束，并将数据实时传输到系统，建立最终的数据集。

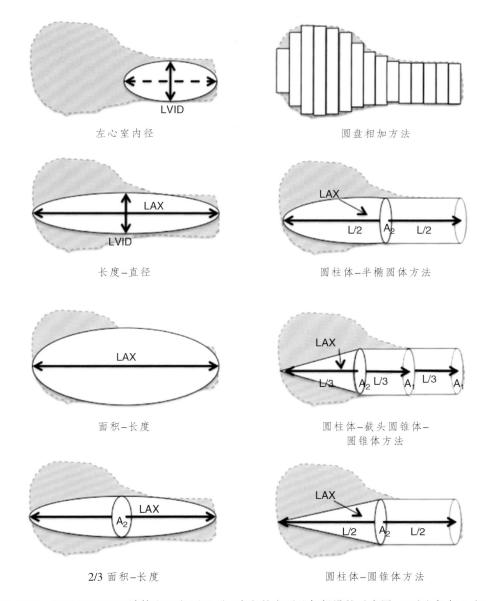

左心室内径

圆盘相加方法

长度–直径

圆柱体–半椭圆体方法

面积–长度

圆柱体–截头圆锥体–
圆锥体方法

2/3 面积–长度

圆柱体–圆锥体方法

图 1.20　用 M 型和 2DE 计算左心室（左心室）容积的主要几何假设的示意图，以及它们与心室变形（心尖动脉瘤）实际形状的对应关系。A1，MV 水平左心室短轴；A2，乳头肌水平左心室短轴；L，长度；LAX，左心室长轴；LVID，左心室内径。

但目前的超声心动图系统无法实现微型化，另外还有探头发热管理、庞大的数据流和复杂的计算等问题。一些研究小组有获取高分辨率 3DE 数据集的设备，但需要很长的采集时间、一个心动周数据集的离线处理和可能需要数小时或数天的重建。新

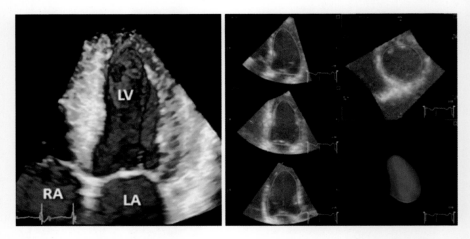

图 1.21　3D 测量左心室容积。以左心室为主的 3D 容积图(左图)。3 个长轴(心尖四腔、两腔和三腔)切面和 1 个短轴切面(SAX)(右图)。3 个长轴切面有相同心尖(在 SAX 上可以看到),可以通过旋转黄色(4CH)、紫色(3CH)和绿色(2CH)线来调整它们的位置,以实现适当的切面。通过半自动或全自动跟踪心内膜边界,显示整个心内膜表面(右图的右下角)。在心动周期的不同时刻容积透视图中体素的计数,可以进行左心室容积测量。

发现的材料可以改进晶体的有效性,计算机的计算能力也呈指数级增长,预测未来的超声心动图系统将能够处理这些数据并提供高帧频的 3DE 成像。

获取不同心脏结构的 3DE 数据集是可行的,但对心脏结构进行 3D 定量、显示和打印的工具相对有限,尤其需要开发新的软件包来评估三尖瓣、心房、右心室形状和应变,改善自动化测量软件包的稳定性和准确性,提高测量的可行性和可重复性。

3D 成像模式

目前,通过 2D 和 3D 探头之间切换,或者使用最新的 2D 和 3D 模式一体化探头,3D 数据集采集可以很容易地实现标准超声心动图检测。后一种探头还能够提供一个心动周期全容积采集,进行实时 3D 彩色多普勒成像。

现在有 3 种不同的 3D 数据集采集方法[5]:

- 多平面成像。
- 实时 3D 成像。
- 多心动周期心电门控成像。

在多平面模式下,使用预定义或用户选择平面方向,获取高帧频多个同步的 2D

图像,可选择分屏显示(图 1.2)。左侧的第一个视图通常是通过调整探头位置来确定方向的参考平面,而其他视图则显示通过简单地倾斜和(或)旋转成像平面从参考视图获得的视图。多平面成像是一种实时采集,只有在采集过程中才能选择二次成像平面。多普勒彩色血流可以叠加在 2D 图像上,在某些系统中可以执行组织多普勒和斑点跟踪分析。虽然这种成像模式严格来讲不是 3D 采集,但它在需要评估同一心脏周期的多个视图的情况下(如房颤或其他不规则心律失常、负荷超声心动图、评估室间不同步、分析反流束的长度和形状等)非常有用。

在实时模式中,从每个心动周期获取可视化的金字塔形 3D 容积数据集。随着数据集的实时更新,只需旋转或倾斜探头就可以改变数据集的方向和切割平面。通过有限的后处理获得心脏结构的可视化图像, 数据集可以旋转 (独立于换能器位置),从不同的方向观察感兴趣的心脏结构。心脏血流动力学以一种即刻线上容积重建的方式实时显示。实时模式无须参照系统、心电图(ECG)和呼吸门控就可实现在单个声窗快速采集动态金字塔数据集,并涵盖整个心脏。实时成像可以节省数据采集和分析的时间。尽管这种采集模式克服了心律失常或呼吸运动的限制,但其时间和空间分辨率仍然相对较低。实时成像可以通过以下模式获取。

(1)实时 3D 模式。一旦所需的心脏结构在 2DE 中清晰成像,按下控制面板中的特定按钮即可将其转换为容积图像。3D 系统自动切换到窄扇区采集(约 30°×60°金字塔体积),以保持空间和时间分辨率。可以增加金字塔形体积的大小以显示更大的结构,但扫描线密度(空间分辨率)和容积帧频(时间分辨率)都会下降。3D 实时成像模式用于:①指导全容积采集;②使用缩放模式可视化小结构(主动脉瓣、肿块等);③实时记录短时间事件(即气泡通过);④心律失常/呼吸困难患者无法配合全容积采集;⑤指导/监测介入手术进程。

(2)实时彩色 3D 模式。彩色血流可以叠加在实时 3D 数据集上。在这种模式下,时间分辨率通常很低。

(3)3D 放大模式。这种成像模式是实时 3D 的扩展,允许对感兴趣的结构进行聚焦实时观察。裁剪框放置在 2D 单平面或多平面图像上,允许操作者调整侧向和垂直仰角宽度, 将感兴趣的结构包含在最终数据集中, 然后系统自动裁剪相邻结构,以提供具有高空间和时间分辨率的感兴趣结构的实时图像。3D 放大模式的缺点是操作者丢失了感兴趣的心脏结构与周围结构的关系。这种采集方式主要用于 3D TEE,以便对感兴趣的结构进行细微的解剖分析。

(4)全容积模式。全容积模式提供了可能的最大采集容积(通常为 90°×90°)。当无法进行多心动周期门控采集时(如心律失常、患者无法配合屏气),用实时(或"单心动周期")全容积采集量化心腔容积要受空间和时间分辨率低的影响。

　　与实时 3D 成像相比,多心动周期采集是通过几个心电门控连续多个心动周期 (2~6)获得窄小体积,随后将其融合在一起以创建单个容积数据集(图 1.5)。一旦采集到数据集, 就不能像在实时 3D 成像和分析中那样通过操作探头来更改数据集,需要离线切割、旋转和剪切数据集。它能提供具有高时间和空间分辨率的大数据集,用于量化心腔大小和功能或评估心脏结构之间的空间关系。然而,这种 3D 成像模式的缺点是心电门控,在几个心动周期中采集,最终的数据集只在最后一个心脏周期被采集后才被可视化,这是一种"接近实时"的成像,由于心律失常或呼吸运动很容易出现伪像。多心动周期采集可以获得有或无彩色血流图,3D 彩色数据集通常需要更多的心动周期。

　　3D 数据集可以分为多个平面切割并旋转,以便从任何所需的角度可视化感兴趣的心脏结构,而不论其在心脏内的方向和位置如何。因此,操作者可以容易地获得使用常规 2DE 可能难以或不可能实现的独特视角可视化图像 (如三尖瓣或心脏内缺损结构的正面视图)。操作者从 3D 容积数据集获得所需视图主要包括 3 个主要操作:裁剪、分层切割和旋转。要在 3DE 数据集中暴露类似于解剖学家或外科医生看到的解剖结构,操作者应移除周围的室壁。这种虚拟去除不相关的邻近组织的过程称为裁剪(图 1.22),可以在采集期间或之后执行。与 2D 图像相比,显示裁剪后的图像还需要数据集旋转(图 1.22)和定义观察视角(即由于相同的 3D 结构可以从上面或下面及任何方向观察)[1]。分层切割是指将 3D 数据集虚拟"切割"成一个或多个(最多 12 个)2D(断层扫描)灰度图像(图 1.23)。最后,不管其采集窗口如何,都应根据人体内心脏的解剖方向显示裁剪或切割图像,通常通过旋转所选图像来获得。

　　容积图像如何在 2D 平面显示器上显示不同深度在技术上有一定难度。可以使用 3 种显示模式(图 1.24)可视化 3D 图像:

- 容积再现图。
- 表面成像图(线框和实体表面成像图)。
- 断层扫描切割。

　　在容积成像模态中,应用各种颜色映射来向观察者传递深度感知信息。通常,较浅的阴影(如青铜色,图 1.24)用于更接近观察者的结构,而较暗的阴影(如蓝色,图 1.24)用于较深的结构。表面成像模式显示 3D 表面心脏结构,通过手动追踪或通过在感兴趣的结构/腔室的多个 2D 横截面图像上使用自动边界检测算法来识别。这种有立体感的方法可用于评估心腔、大血管和瓣膜的形状,更好地了解它们随心动周期变化的几何形状和动态功能。

　　网格线成像(图 1.25,左图)是最简单的可用表面成像技术。通过手动跟踪或使用半自动或全自动边界检测算法来识别 3D 物体表面的等距点,跟踪横截面图像中

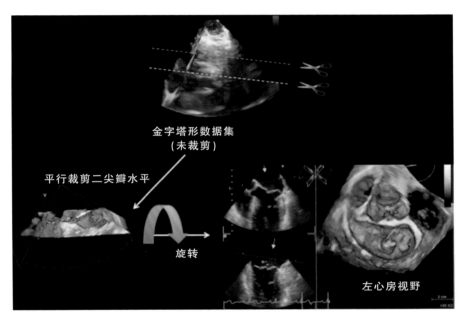

图 1.22　数据集裁剪和旋转。从左心房的角度显示二尖瓣（手术视野），裁剪一个完整的全容积金字塔数据集，从上方移除左心室的一部分，从下方移除左心房的一部分，将剩余的数据集旋转到所需角度，显示心脏立体解剖结构位置。

的心内膜轮廓，使用线条连接这些点，创建一个由小多边形组成的网格。平滑算法用于平滑角度，为感兴趣的结构提供真实的外观。该项技术处理的数据量相对较低，主要用于心内膜相对平坦的边界，如心腔壁。这种有立体感的方法特别适用于心动周期中体积变化的固体表面成像，可视化局部和整体心室功能。

最后，金字塔形数据集可以自动分割成几个同时显示的断层视图（图 1.23）。切割平面可以是正交的、平行的或自由的（任何给定的平面方向），超声心动图医师根据需要选择，获得心脏的最佳横截面，并进行精确和可重复的线性和（或）面积测量。

与其他成像技术一样，3DE 图像也会受到伪像的干扰。3DE 图像的主要伪像包括拼接伪像、回声失落伪像、模糊和闪烁伪像，以及与错误增益设置相关的伪像。

如前文所述，提高 3DE 数据集的时间和空间分辨率的最有效方法是获取许多窄数据集并将它们拼接在一起（图 1.5）。然而，由于单个窄数据集是从连续心动周期获得的，因此它们不是同时的。如果心脏结构的位置在心动周期中因呼吸运动而发生变化，采集过程中探头运动或不同的心动周期时长（如不规则房颤、异位搏动等），则相邻数据集的横截面再拼接在一起时会不匹配。拼接伪像显示为分隔相邻

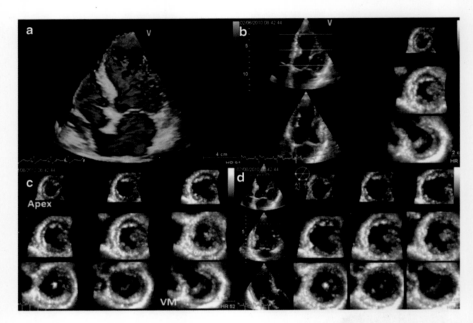

图 1.23 数据集切面。可以通过多种方式对全容积数据集(a)进行切割。两个纵向垂直(四腔心和两腔心)切面加上左心室不同水平的 3 个横向切面(黄线)(b)。从二尖瓣(MV)到心尖(顶点)水平左心室 的 9 个横切面(c)。3 个纵向切面(心尖四腔心和两腔心加长轴视图)和 9 个横向视图(d)。操作者可调整最低和最高横向平面的位置,并且中间的切面自动重新定位为等间距。在采集和后处理过程中,纵向平面的位置也可以调整。

子体积的线。尽管我们可以容忍对图像质量影响较小的轻微拼接伪像,但重要的拼接伪像(图 1.6)不仅影响图像质量和图像解释,而且还妨碍数据集的定量分析。有一些方法可以防止拼接伪像的发生:要求患者在采集过程中屏住呼吸,在胸部保持稳定的探头位置,减少心律失常患者的子体积数量。上一代 3DE 系统提供单心动周期全容积采集,用于获取不合作患者和心律失常患者的 3DE 数据集。

回声失落伪像是在真实的无孔 3D 表面显示假孔。回声失落伪像的原因是结构(通常是正常的间隔、主动脉瓣尖、三尖瓣瓣叶)太薄,无法反射足够的回波信号强度,在 3D 图像显示为缺失。通过视觉辨别图像是一个真正的缺损还是失落伪像并不总是那么容易,使用 2DE 和 3DE 的彩色血流是非常有用的,因为假象缺损不会有血流穿过。

模糊或闪烁伪像通常是由于远距离图像线之间的不精确体素内插造成的,会产生不清晰的体积透视图。这些伪像与线密度(即空间分辨率)成反比。模糊伪像指的是薄结构(如二尖瓣小叶、腱索等)显示不清晰,看起来比实际厚。闪烁伪像是指

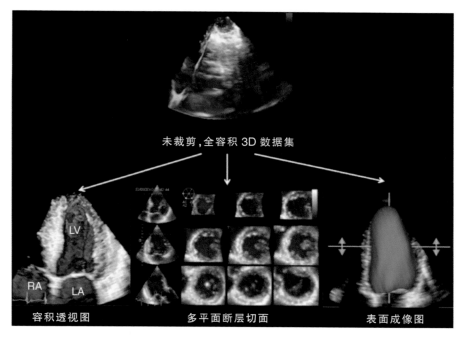

图 1.24　用于显示左心室 3D 数据集的技术。体积透视图评估真实形态(左图),多层面评估节段室壁运动、心肌分布(中间图)和表面成像图评估功能(右图)(详见内文)。

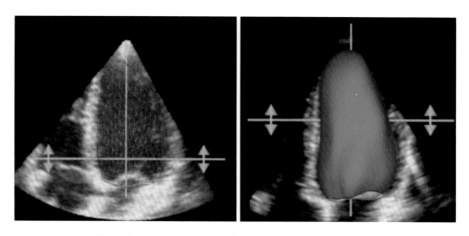

图 1.25　左心室表面透视图。网格线(左图)和实体(右图)表面成像同样显示左心室的 3DE 数据集。

高回声反射结构(如起搏器导线、机械瓣膜假体等)不清晰和过度表现。然而,在大多数情况下模糊和闪烁伪像共存。

增益伪像与采集期间的增益过大或增益不足有关。增益过大可能会导致心室内产生灰尘或烟雾状的图像,使感兴趣的结构变得模糊。增益不足可能会造成回声失落伪像。为了避免这些伪像,建议采用设置增益稍高于传统 2DE 的采集,以避免增益不足的问题。原始数据的 3DE 数据集可以进行后处理,将增益调整到合适的水平。

临床应用概述

3DE 目前被认为是心血管疾病诊断、风险分层和患者管理最通用和最有前景的技术之一。它的引入彻底改变了传统的超声心动图成像技术,不依赖任何几何假设,所有感兴趣区心脏结构都能在一个金字塔形数据集中获得,并可在多个断层视图中切割和(或)用专用软件包分析,以获得心脏解剖结构可靠的诊断信息和(病理)生理状态。

2012 年,欧洲超声心动图协会和美国超声心动图学会发表了一些建议,为临床医师提供了系统的 3D 数据采集、显示和分析的方法[5]。2015 年,他们又联合更新了使用超声心动图进行心腔定量的建议,确定 3DE 是最准确和可重复的超声心动图技术,可准确量化左心室和右心室的大小和功能[6]。此外,随着高质量实时 3D TEE 技术的发展,该方法现已成为指导复杂介入手术的临床工具[29],是心脏结构 3D 打印有价值的信息来源[32]。

左心室形态和功能

左心室容积和功能准确和可重复的测量对于许多心血管疾病的诊断、治疗和风险分层至关重要,因此 3DE 对常规临床诊断最重要的价值是左心室量化评价。现有软件包使用户友好和快速地半自动或全自动左心室容积分析成为可能,与 M 型模式或 Simpson 方法不同,其不依赖于左心室形状的几何假设(图 1.21)。由于 3DE 数据的分析只需要操作者进行最少的操作,因此大大提高了该技术的可重复性。

3DE 容积分析左心室已经用心脏磁共振和其他成像方式[如计算机断层扫描(CT)、核素成像]进行了广泛验证[33]。与传统的 2DE 相比,3DE 测量左心室容积和射血分数更简单、重复性和准确性更高。3DE 相对于传统 2DE 的优势是不基于任何心腔形状假设,重新校准平面,调整左心室到最大纵轴进行分析。

左心室长轴透视缩短是 2DE 体积低估的主要原因,与 3DE 相比偏差更大[6]。最近对 95 项研究进行的荟萃分析结果表明,与 CMR 相比,3DE 也常常低估左心室容量,但 EF 测量的准确性非常好[33-35]。另一项荟萃分析显示,3DE 低估左心室容量并不像 2DE 所观察到的那样显著,参考标准变异性也小于 2DE[36]。大量健康个体的左心室体积和 EF 的种族、年龄和性别特异性参考范围的发表,可以促进该技术的标准化并鼓励在超声心动图室中常规应用[23,37,38]。根据这些研究结果计算加权平均值,确定不同性别左心室容积正常范围的上限,将其纳入最近的心室量化建议(表1.1)[6]。

　　通过在多层面中显示整个心肌体积(图 1.29),3DE 能够对整个左心室外周进行综合评估,提高室壁运动异常观察的准确性,而不限于标准 2DE 视图中可用的几

表 1.1　心腔容积的二维和三维超声心动图异常阈值

腔室	参数	2DE 异常阈值	3DE 异常阈值
左心室[6]	EDVi(mL/m²)		
	男性	>74	>79
	女性	>61	>71
	ESVi(mL/m²)		
	男性	>31	>32
	女性	>24	>28
	EF(%)		
	男性	≤52	<52
	女性	≤54	<54
右心室[24]	EDVi(mL/m²)		
	男性	–	>87
	女性	–	>74
	ESVi(mL/m²)		
	男性	–	>44
	女性	–	>36
	EF(%)	–	<45
左心房[3]	Vmax(mL/m²)	>34	<47
	VpreA(mL/m²)	>22	<31
	Vmin(mL/m²)	>14	>19
右心房[25]	Vmax(mL/m²)	>39	>44
	VpreA(mL/m²)	>28	>28
	Vmin(mL/m²)	>20	>20

缩略语:3DE,三维超声心动图;EDVi,舒张末期容积的指数;EF,射血分数;ESVi,收缩末期容积的指数;Vmax,最大容积;Vmin,最小容积;VpreA,心电图上的 A 波前容积。

个切面。3DE 对节段室壁运动的评估更敏感,提高了药物负荷超声心动图诊断缺血性心脏病的准确性[30]。

尽管与传统的 2DE 和多普勒超声心动图相比 3DE 增加了许多临床价值,但其分析左心室并不是没有限制[4]。良好的图像质量是 3DE 准确识别心内膜边界的先决条件,图像采集重点在于使金字塔数据集包含整个左心室。为了确保准确识别收缩末期,应在不影响空间分辨率的情况下将 3D 成像的时间分辨率设为最大值。同时还需要有规律的心律和患者屏气配合。尽管如此,3DE 相对于其他成像模式的特殊优势,包括其便携性、无电离辐射、检查起搏器和除颤器患者,这些均不受临床环境的限制。

右心室形态与功能

常规超声心动图定量评估右心室(RV)是一项具有挑战性的任务,主要是其复杂的不对称几何结构(在同一视图中复杂的可视化流入和流出道)、心内膜缘粗大的肌小梁、缺乏精确的解剖标志、经胸不容易显示等。此外,2DE 的右心室直径随探头轻微旋转或倾斜而显著变化,导致右心室大小评估不准确,易被低估或高估[2]。

3DE 开启了右心室超声心动图评估的新时代,可以在相同的数据集中获得右心室的所有 3 个部分,并具有足够的时间和空间分辨率(图 1.24),使用专用软件包进一步分析该数据集,勾画右心室心内膜表面并测量右心室容积和功能,而无须使用几何假设或粗略估测(图 1.26)。

3DE 测量右心室容积与 CMR 结果密切相关(但略微低估)[22,39-42]。在最新的荟萃分析中,使用 CMR 作为参考方法探讨不同成像方式(2DE、3DE、放射性核素心室造影、CT、门控单光子发射 CT 和侵入性心脏腔室造影)评价右心室射血分数的准确性,3DE 被证明是最可靠的技术,高估右心室 EF 仅为 1.16%(范围-0.59%~2.92%)[43]。基于健康志愿者大型队列研究的 3DE 右心室容积和 EF 的标准化数据,包括年龄、体型和性别特异性的参考值(表 1.1)[24]。在最新版的腔室定量指南中包含 3D 分析右心室容积和 EF 的建议及经验,强调了 3DE 在右心室评估中的重要性[6]。

右心室 3D 容积分析的局限性包括对图像质量的依赖性,以及右心室在胸骨下方的前纵隔。当右心室严重增大时,可能导致右心室前壁及整个右心室不能完全显示(右心室流出道通常不能完全获得)在金字塔数据集中。

二尖瓣的评估

3DE 为理解二尖瓣(MV)结构做出了很多贡献[44]。3DE 具有从心房或心室角度

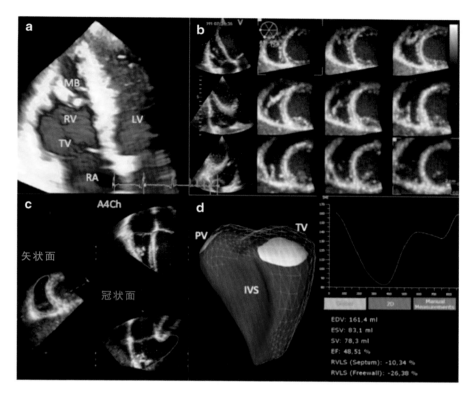

图 1.26 3D 数据显示右心室,聚焦右心室的心尖四腔心,使用全容积多心动周期采集(4~6 个连续心动周期),调整深度和体积宽度以涵盖整个右心室。(a)展示右心室解剖结构的容积透视图。(b)多层面(12 个)模式,包括 3 个纵向(0°、60°和 120°)和右心室的顶点到基部之间的 9 个横向等间距断层透视图,主要用于节段室壁运动和右心室形状分析。(c)半自动识别右心室心内膜面的心室短轴、四腔和冠状面视图。(d)呈现右心室心内膜面的 3D 模型(绿色模型),结合线框(白色笼架)显示舒张末期容积。表面成像的动态模型随整个心动周期发生大小和形状变化,能够对右心室动力学进行可视化评估,并定量评估右心室容积和射血分数。EDV,舒张末期容积;EF,射血分数;ESV,收缩末期容积;IVS,室间隔;LV,左心室;MB,调节束;PV,肺动脉瓣;RA,右心房;RV,右心室;SV,每搏量;TV,三尖瓣。

显示 MV 的独特能力,能够对瓣膜和周围心脏结构进行精确的解剖和功能分析,特别是 3D TEE 成为诊断 MV 疾病和指导其治疗的最有价值的成像方式(图 1.27)。

3DE 通过精确评估二尖瓣环的几何形状、瓣叶隆起体积、接合距离、瓣叶表面,以及瓣叶和乳头肌之间的关系,分析二尖瓣反流(MR)机制,评估其严重程度(图 1.28)。此外,3DE 彩色模式能够获取整个反流束,可视化 3D 体积、起源和向相邻结构的延伸,更好地理解大多数病例中缩流颈(vena contracta,VC)的不对称性(图

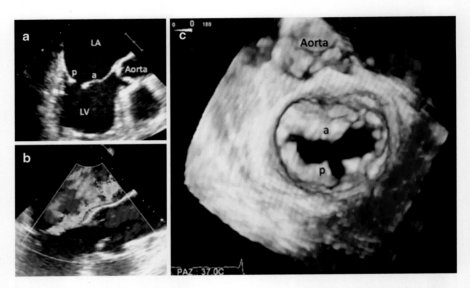

图 1.27 3D TEE 对 MV 瓣叶裂的诊断价值。(a,b)中段食管长轴 2DE 视图显示 MV 瓣叶无明显的形态学异常,但彩色多普勒中显示 MV 高速重度偏心性反流。(c)3D TEE 获得 MV 的正面视图清楚地显示 MV 后叶裂,这在标准 2DE 视图中不能显示。a,MV 前叶;LA,左心房;LV,左心室;p,MV 后叶;Aorta,主动脉。

1.28d)[45]。有效的反流孔面积可以直接从彩色 3D 数据集中测量,不需要对其形状或近端等速表面积(Proximal isovelocity surface area,PISA)的形态进行几何假设[46]。实时 3DE 彩色多普勒基于 VC 面积和 3D PISA 评估 MR 严重程度的应用在最近的研究中已得到验证[47-50]。为尽快常规使用该技术,纵向研究 3DE 衍生的二尖瓣几何测量参数评价临床和预后价值是非常必要的。

3DE 的应用价值在于可以从与手术医师相同的角度观察跳动心脏中的 MV,以便精确识别脱垂瓣叶的大小和位置,评估疾病严重程度和指导手术[44,51]。部分研究一致认为 3DE 优于 2DE,能够更准确、简单和快速地诊断 MV 脱垂[52,53]。

最后,3DE 用于评估 MV 狭窄(图 1.29),能直接测量 MV 的面积,避免传统多普勒(角度依赖性、负荷、心律和血流动力学的影响)或 2DE 技术(由于 2D 平面方向固定,不与二尖瓣漏斗方向垂直,不是最窄的区域,导致高估瓣膜孔面积)的限制。裁剪 3D 数据集有助于识别切割平面的正确方向和位置,获得瓣膜狭窄的实际最小面积。以心脏导管介入术作为参照,3DE 对残余 MV 孔口面积定量和可重复性均优于 2DE[31,54]。最近提出了一种新的二尖瓣狭窄 3DE 评分系统[55],已证明 3DE 对 MV 形态的评估非常可行且重复性好,能很好地分辨小叶钙化、瓣下装置受累,进而预测干预是否成功[55,56]。

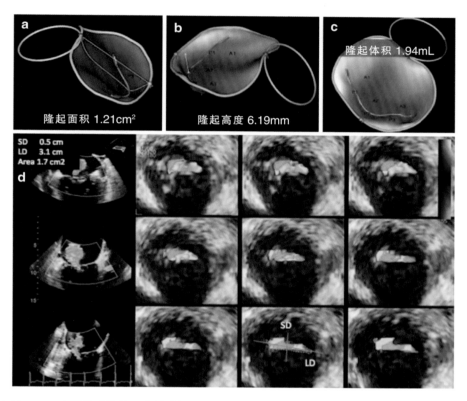

图 1.28　3DE 在评估功能性二尖瓣关闭不全的机制和严重程度中的作用。(a-c)具有功能性二尖瓣关闭不全的二尖瓣形态和环状几何形状的半自动定量分析,精确测量几个参数(如隆起高度、隆起区域面积和隆起体积)。(d)3DE 彩色数据集的多层面显示,证明了缩流颈的形状并非圆形。垂直于反流射流的切割平面允许正确识别反流孔面积及其定量分析,包括最大和最粗直径和真实解剖反流孔面积,避免对其形状、血流汇聚边界和变形进行几何假设。正确显示反流,特别是偏心性反流,可提高有效反流口面积量化的准确性。A,面积;LD,最大直径;SD,最小直径。

三尖瓣的评价

　　三尖瓣(TV)形态和功能的准确评估对于心脏病患者的临床管理非常重要。过去的 10 年,3DE 受到越来越多的关注,传统的 2DE 不能同时显示 TV 的 3 个瓣叶[57,58],并且测量 TV 环也不准确[59,60]。

　　3DE 是唯一能够提供心脏跳动过程中从心房和心室面观察完整的 TV 的超声心动图技术,准确评估 TV 瓣叶形态、闭合、瓣缘联合,测量 TV 环的面积(图 1.30)[61]。3DE 获得高质量的 TV 正面视图往往比 MV 更具挑战性,已证明在高达 90% 的患者

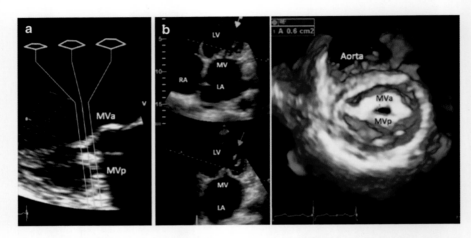

图1.29　3DE在评估MV狭窄的诊断价值。(a)胸骨旁长轴视图聚焦于MV,表明切割平面的正确定位对残余MV孔口区域(黄色外壳)的大小。如果切割平面不是最窄区域和(或)不垂直于二尖瓣漏斗的方向,则可能导致低估MV狭窄的严重程度。(b)在风湿性MV狭窄的患者中从左心室显示MV,开口受限、瓣叶增厚、瓣叶联合融合。2DE切面显示切割平面(虚线,细黄线)被优化为垂直于残余二尖瓣孔的打开方向,获得精确的孔面积平面。A,残余MV口面积;LA,左心房;LV,左心室;MV,二尖瓣;MVa,二尖瓣前叶;MVp,二尖瓣后叶;RA,右心房。

中[58,62]其可用于分辨瓣叶的形态和位置[57,58]。此外,3DE能够对真实的TV环大小和形态进行可靠的评估(图1.30c)[59,60],这对于决定实施MV和AV手术的患者是否需要三尖瓣成形术[61],以及计划经皮TV介入治疗[63]都至关重要。3DE发现正常TV环呈椭圆形非平面形状,比马鞍形MV环更扁平和椭圆。在心房收缩期,TV缩短分数约25%,面积减少为30%~40%,其准确性受年龄、性别和负荷的影响[59,63]。

　　3D TTE在引导右心室安置器械电极的位置起着重要作用。3DE可以检测导线是否影响或限制瓣叶的运动状态,是否导致更严重的三尖瓣反流(TR)(图1.31),提倡常规临床使用并进行术后和术中监测[62,64]。

　　尽管临床关注TV少于MV,但3DE在诊断风湿性TV狭窄[65]、类癌综合征[66]、瓣叶脱垂、瓣叶连枷改变及腱索断裂[27]方面具有重要价值(图1.32)。

　　3DE彩色多普勒有望对TV反流量进行综合定量评估。3DE定量评估VC面积在大多数患者中是可行的,甚至是心房颤动患者[67]。据报道,3DE彩色多普勒VC面积评价重度TR的诊断阈值是:功能性反流>0.57cm²;不考虑反流机制情况下>0.36cm²[67,68]。另一种更准确量化TR严重程度的方法是3D PISA方法(图1.33),尽管是非普遍公认的参考方法（基于TV与肺动脉每搏量的3D彩色平面测量和定量2DE多普勒）[69],但已被证明有一定临床价值。临床上往往由于屏气不满意、增益变

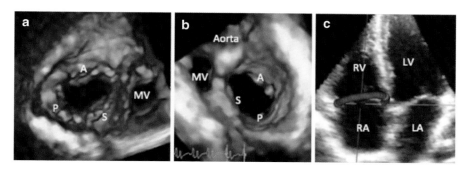

图 1.30　3D TTE 对 TV 形态和功能的综合评估。(a)从右心室面观察 TV,显示 TV 环和小叶的复杂解剖结构。(b)从 RA 面观察 TV("手术视图")。(c)半自动重建 TV 环,非平面形状,后间隔部分最低,前中隔部分最高。A,三尖瓣前叶;P,三尖瓣后叶;S,三尖瓣间隔叶;LA,左心房;LV,左心室;MV,二尖瓣;RA,右心房;RV,右心室。

化、彩色基线调节、经胸检查时间/空间分辨率低和心律失常等原因限制了这些方法的应用。

介入引导治疗

无论选择何种介入方法,3DE 在①诊断畸形,②确定器械尺寸,③指导治疗过程,以及④介入装置功能、潜在预后及并发症的评估中起关键作用[5,70]。在经皮封堵房间隔缺损介入治疗中,3DE 可用于评估缺损的位置、大小及与其他心脏结构的空间关系。3D TEE 优于传统 TEE 之处是能够从心房面获得缺损的正面图像,有助于评估复杂房间隔缺损的动态结构(椭圆形或多孔形),术中实时了解封堵器和导线位置,合理使用彩色多普勒诊断潜在残余瘘和分流方向。

3D TEE 广泛用于经导管主动脉瓣植入术(transcatheter aortic valve implantation,TAVI),测量主动脉瓣环,了解周围区域(瓣叶、左心室流出道和近端主动脉根部)的特征,以及评估冠状动脉口的位置[71]。一些研究表明,3D TEE 测量主动脉瓣环大小准确且重复性好,与 CT 结果相关性好[72,73],但 3DE 图像依然受瓣膜钙化、图像分辨率、操作者经验等影响。在 TAVI 手术过程中,3D TEE 有助于定位导管和人工瓣膜,快速准确地评估人工瓣膜位置和功能、冠状动脉血供、MV 和心室功能并监测相关的并发症[71]。

TTE 是选择适合采用 MitraClip 技术实施经皮 MV 修补手术患者的重要筛查工具。此外,3D TEE 成像清楚显示瓣叶位置,引导介入过程(优化间隔穿刺位置、正确放置装置和钳夹位置),以及放置夹子后可视化和定量评估残留二尖瓣反流的 VC

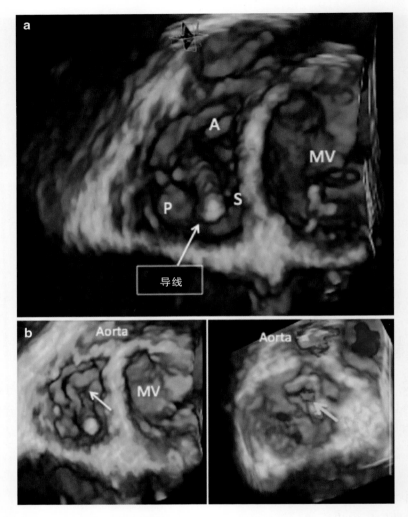

图 1.31   3D TTE 可视化观察介入装置与 TV 叶的关系,引导穿过 TV 环。(a)从右心室面观察舒张期 TV,显示起搏器导线位于开放的 TV 中心,不干扰瓣叶运动。(b)心脏收缩期间 3D 容积显示导线根部(白色箭头所示)TV 非常小的关闭裂隙,与之相对应的 3D 彩色多普勒显示 TV 反流口面积(黄色箭头所示)。A,三尖瓣前叶;MV,二尖瓣;P,三尖瓣后叶;S,三尖瓣隔叶。

面积,评价手术效果[29]。

　　3DE 也可用于人工瓣膜评估,3D 的类"外科视野"能够确定人工瓣膜的功能,血流的起源、方向及反流情况[74]。3D TEE 在诊断瓣周漏中起着越来越重要的作用,能够准确显示造成瓣周漏的瓣架与瓣环之间中断的形态、部位和大小范围。如果采用介入治疗,3D TEE 常用于实时引导导线和封堵器的位置,评估残余反流[70]。

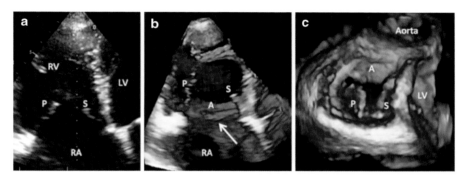

图 1.32　3D TTE 在 TV 连枷样改变诊断中的价值。(a)常规 2DE 心尖切面重点显示 TV,有 TV 环扩张,重度反流,瓣叶无明显异常。(b)3DE 显示 TV 和右心室,TV 前叶(箭头所示)的脱垂。(c)从右心室面观察 TV,TV 瓣叶与心脏其他结构的空间关系正常,辨别前叶的脱垂位置。A,三尖瓣前叶;LV,左心室;P,三尖瓣后叶;RA,右心房;RV,右心室;S,三尖瓣隔叶。

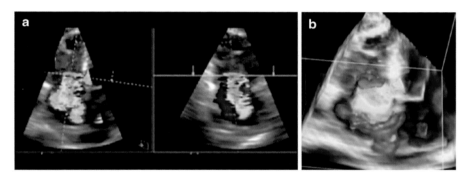

图 1.33　3D 近端等速表面积法(3D PISA)定量评价三尖瓣反流严重程度。(a)两个正交切面,显示不对称性反流。(b)PISA 法显示收缩中期三尖瓣反流彩色血流呈复杂非圆形扁平状。

　　最后,3D TEE 是评估左心耳的解剖形态大小是否适合实施封堵手术的关键技术,可帮助选择最佳设备类型和型号,引导房间隔穿刺,确定封堵器位置及术后随访[70]。

未来的方向

　　3DE 是近年来超声心动图中最新,且未来发展空间最大的一种显像技术。

　　超声波技术时间和空间分辨率的改进将提供更多的数据集,展现整个心脏并改变我们的思维方式。未来不再是左心室、右心室、心房等心脏结构独立单一的功能分析,而是"心脏功能"评价,更透彻理解心脏结构之间的相互关系(即房室耦合、心室间依赖等)。

高性能全自动软件包能够精准和可重复地定量分析心室[75]和瓣膜结构[76,77]的几何结构和功能,为临床医生、介入医生和心脏外科医生提供可靠的数据,制订干预措施和评估治疗效果。

3DE 数据集可量化心脏结构形态。同一软件不能用于同时测定 AV 和 MV,两者的形态功能不同;同样各个心腔也各有特点,心房有 3 个功能时相,而心室是收缩期和舒张期两个时相, 因此需要专门的软件包, 特别缺少评价右心室的软件。3DE 可以分析右心室的结构和在各个方向的力学(即纵向、环向和面积应变)状态,是未来临床实践中非常有前景的领域。在肺动脉高压患者中,右心室 EF 与 3D 整体纵向应变[78]和面积应变呈显著相关,而且后者是独立的死亡预测因子[79]。最后,新近研发的基于右心室曲率的 3DE 分析右心室整体和节段的形变指数在肺动脉高压患者中取得了很好的结果,指出右心室流入道曲率相比右心室射血分数、体积或其他节段曲率指数是更加可靠的死亡预测因子[80]。

最后,3DE 数据集有比平面显示器更有效的显示途径,包括 3D 打印[32]和心脏结构全息显示[81,82]。打印心脏结构的固体 3D 模型或以全息模式显示几何形状和定量分析,有可能快速整合到临床实践中以协助决策、外科或介入诊疗和教学。

结论

3DE 是一种成熟的成像技术, 可以对心脏解剖结构和功能进行全面评估,而无须预先建立心脏结构形态的几何假设。通过显示心脏完整的解剖学声像图,对心脏结构进行可重复和客观的超声心动图评估。过去 10 年,它已发展为重要的临床诊疗工具,几乎不受 2DE 限制。3DE 改变了评估房室瓣形态和功能的模式;基于 3DE 的左心室和右心室容积分析已发展成为评价心室大小和功能的最精准、可重复性最佳和已广泛验证的方法;最后,3DE 成为指导介入治疗的关键技术,提供解剖学和血流动力学信息。通过进一步改善图像质量, 提高空间和时间分辨率,方便图像采集和数据分析,在不久的将来 3DE 将成为超声心动图检查的常规技术手段。

(张红梅 刘学兵 李文华 尹立雪 译)

参考文献

1. Surkova E, Muraru D, Aruta P, et al. Current clinical applications of three-dimensional echo-cardiography: When the technique makes the difference. Curr Cardiol Rep. 2016;18:19.
2. Surkova E, Muraru D, Iliceto S, Badano LP. The use of multimodality cardiovascular imaging to assess right ventricular size and function. Int J Cardiol. 2016;214:54–69.
3. Badano LP, Miglioranza MH, Mihaila S, et al. Left Atrial Volumes and Function by Three-Dimensional Echocardiography: Reference Values, Accuracy, Reproducibility, and Comparison With Two-Dimensional Echocardiographic Measurements. Circ Cardiovasc Imaging. 2016;9:pii: e004229.
4. Badano LP. The clinical benefits of adding a third dimension to assess the left ventricle with echocardiography. Scientifica. 2014;2014:1–18.
5. Lang RM, Badano LP, Tsang W, et al. EAE/ASE recommendations for image acquisition and display using three-dimensional echocardiography. Eur Heart J Cardiovasc Imaging. 2012;13:1–46.
6. Lang RM, Badano LP, Mor-Avi V, et al. Recommendations for cardiac chamber quantification by echocardiography in adults: an update from the American Society of Echocardiography and the European Association of Cardiovascular Imaging. Eur Heart J Cardiovasc Imaging. 2015;16:233–70.
7. Dekker DL, Piziali RL, Dong Jr E. A system for ultrasonically imaging the human heart in three dimensions. Comput Biomed Res. 1974;7:544–53.
8. Moritz WE, Shreve PL. A microprocessor based spatial locating system for use with diagnostic ultrasound. IEEE Trans Biomed Eng. 1976;64:966–74.
9. Raab FH, Blood EB, Steiner TO. al. e. Magnetic position and orientation tracking system. IEEE Trans Aerospace Elec Sys. 1979;15:709–18.
10. Geiser EA, Lupkiewicz SM, Christie LG, Ariet M, Conetta DA, Conti CR. A framework for three-dimensional time-varying reconstruction of the human left ventricle: sources of error and estimation of their magnitude. Computers and biomedical research, an international journal. 1980;13:225–41.
11. Ghosh A, Nanda NC, Maurer G. Three-dimensional reconstruction of echo-cardiographic images using the rotation method. Ultrasound Med Biol. 1982;8:655–61.
12. Matsumoto M, Matsuo H, Kitabatake A, et al. Three-dimensional echocardiograms and two-dimensional echocardiographic images at desired planes by a computerized system. Ultrasound Med Biol. 1977;3:163–78.
13. Matsumoto M, Inoue M, Tamura S, Tanaka K, Abe H. Three-dimensional echocardiography for spatial visualization and volume calculation of cardiac structures. J Clin Ultrasound. 1981;9:157–65.
14. Nanda N, Pinheiro L, Sanyal R, et al. Multiplane transesophagal echocardiographic imaging and three-dimensional reconstruction. Echocardiography. 1992;9:687–94.
15. Pandian NG, Nanda NC, Schwartz SL, et al. Three-dimensional and four-dimensional transesophageal echocardiographic imaging of the heart and aorta in humans using a computed tomographic imaging probe. Echocardiography. 1992;9:677–87.
16. Flachskampf FA, Franke A, Job FP, et al. Three-dimensional reconstruction of cardiac structures from transesophageal echocardiography. Am J Card Imaging. 1995;9:141–7.
17. Vogel M, Losch S. Dynamic three-dimensional echocardiography with a computed tomography imaging probe: initial clinical experience with transthoracic application in infants and children with congenital heart defects. Br Heart J. 1994;71:462–7.
18. Ludomirsky A, Vermilion R, Nesser J, et al. Transthoracic real-time three-dimensional echocardiography using the rotational scanning approach for data acquisition. Echocardiography. 1994;11:599–606.
19. Kupferwasser I, Mohr-Kahaly S, Stahr P, et al. Transthoracic three-dimensional echocardiographic volumetry of distorted left ventricles using rotational scanning. J Am Soc Echocardiogr. 1997;10:840–52.

20. Sheikh K, Smith SW, von Ramm O, Kisslo J. Real-time, three-dimensional echocardiography: feasibility and initial use. Echocardiography. 1991;8:119–25.

21. von Ramm OT, Smith SW. Real time volumetric ultrasound imaging system. Journal of digital imaging: the official journal of the Society for Computer Applications in Radiology. 1990;3:261–6.

22. Muraru D, Spadotto V, Cecchetto A, et al. New speckle-tracking algorithm for right ventricular volume analysis from three-dimensional echocardiographic data sets: validation with cardiac magnetic resonance and comparison with the previous analysis tool. Eur Heart J Cardiovasc Imaging. 2016;17:1279–89.

23. Muraru D, Badano LP, Peluso D, et al. Comprehensive analysis of left ventricular geometry and function by three-dimensional echocardiography in healthy adults. JAmSocEchocardiogr. 2013;26:618–28.

24. Maffessanti F, Muraru D, Esposito R, et al. Age-, body size-, and sex-specific reference values for right ventricular volumes and ejection fraction by three-dimensional echocardiography: a multicenter echocardiographic study in 507 healthy volunteers. Circ Cardiovasc Imaging. 2013;6:700–10.

25. Peluso D, Badano LP, Muraru D, et al. Right atrial size and function assessed with three-dimensional and speckle-tracking echocardiography in 200 healthy volunteers. Eur Heart J Cardiovasc Imaging. 2013.

26. Muraru D, Cattarina M, Boccalini F, et al. Mitral valve anatomy and function: new insights from three-dimensional echocardiography. J Cardiovasc Med (Hagerstown). 2013;14:91–9.

27. Muraru D, Badano LP, Sarais C, Solda E, Iliceto S. Evaluation of tricuspid valve morphology and function by transthoracic three-dimensional echocardiography. Curr Cardiol Rep. 2011;13:242–9.

28. Muraru D, Badano LP, Vannan M, Iliceto S. Assessment of aortic valve complex by three-dimensional echocardiography: a framework for its effective application in clinical practice. Eur Heart J Cardiovasc Imaging. 2012;13:541–55.

29. Zamorano JL, Badano LP, Bruce C, et al. EAE/ASE recommendations for the use of echocardiography in new transcatheter interventions for valvular heart disease. Eur Heart J. 2011;32:2189–214.

30. Badano LP, Muraru D, Rigo F, et al. High volume-rate three-dimensional stress echocardiography to assess inducible myocardial ischemia: a feasibility study. J Am Soc Echocardiogr. 2010;23:628–35.

31. Zamorano J, Cordeiro P, Sugeng L, et al. Real-time three-dimensional echocardiography for rheumatic mitral valve stenosis evaluation: an accurate and novel approach. J Am Coll Cardiol. 2004;43:2091–6.

32. Farooqi KM, Sengupta PP. Echocardiography and three-dimensional printing: sound ideas to touch a heart. J Am Soc Echocardiogr. 2015;28:398–403.

33. Rigolli M, Anandabaskaran S, Christiansen JP, Whalley GA. Bias associated with left ventricular quantification by multimodality imaging: a systematic review and meta-analysis. Open Heart. 2016;3:e000388.

34. Badano LP, Boccalini F, Muraru D, et al. Current clinical applications of transthoracic three-dimensional echocardiography. J Cardiovasc Ultrasound. 2012;20:1–22.

35. Shimada YJ, Shiota T. A meta-analysis and investigation for the source of bias of left ventricular volumes and function by three-dimensional echocardiography in comparison with magnetic resonance imaging. Am J Cardiol. 2011;107:126–38.

36. Dorosz JL, Lezotte DC, Weitzenkamp DA, Allen LA, Salcedo EE. Performance of 3-dimensional echocardiography in measuring left ventricular volumes and ejection fraction: a systematic review and meta-analysis. J Am Coll Cardiol. 2012;59:1799–808.

37. Aune E, Baekkevar M, Rodevand O, Otterstad JE. Reference values for left ventricular volumes with real-time 3-dimensional echocardiography. Scand Cardiovasc J. 2010;44:24–30.

38. Chahal NS, Lim TK, Jain P, Chambers JC, Kooner JS, Senior R. Population-based reference values for 3D echocardiographic LV volumes and ejection fraction. JACC Cardiovasc Imaging. 2012;5:1191–7.

39. Leibundgut G, Rohner A, Grize L, et al. Dynamic assessment of right ventricular volumes and

function by real-time three-dimensional echocardiography: a comparison study with magnetic resonance imaging in 100 adult patients. J Am Soc Echocardiogr. 2010;23:116–26.

40. Gopal AS, Chukwu EO, Iwuchukwu CJ, et al. Normal values of right ventricular size and function by real-time 3-dimensional echocardiography: comparison with cardiac magnetic resonance imaging. J Am Soc Echocardiogr. 2007;20:445–55.

41. Lu X, Nadvoretskiy V, Bu L, et al. Accuracy and reproducibility of real-time three-dimensional echocardiography for assessment of right ventricular volumes and ejection fraction in children. J Am Soc Echocardiogr. 2008;21:84–9.

42. Zhang QB, Sun JP, Gao RF, et al. Feasibility of single-beat full-volume capture real-time three-dimensional echocardiography for quantification of right ventricular volume: validation by cardiac magnetic resonance imaging. Int J Cardiol. 2013;168:3991–5.

43. Pickett CA, Cheezum MK, Kassop D, Villines TC, Hulten EA. Accuracy of cardiac CT, radionucleotide and invasive ventriculography, two- and three-dimensional echocardiography, and SPECT for left and right ventricular ejection fraction compared with cardiac MRI: a meta-analysis. Eur Heart J Cardiovasc Imaging. 2015;16:848–52.

44. Chandra S, Salgo IS, Sugeng L, et al. Characterization of degenerative mitral valve disease using morphologic analysis of real-time three-dimensional echocardiographic images: objective insight into complexity and planning of mitral valve repair. Circ Cardiovasc Imaging. 2011;4:24–32.

45. Buck T, Plicht B. Real-Time Three-Dimensional Echocardiographic Assessment of Severity of Mitral Regurgitation Using Proximal Isovelocity Surface Area and Vena Contracta Area Method. Lessons We Learned and Clinical Implications. Curr Cardiovasc Imaging Rep. 2015;8:38.

46. Chandra S, Salgo IS, Sugeng L, et al. A three-dimensional insight into the complexity of flow convergence in mitral regurgitation: adjunctive benefit of anatomic regurgitant orifice area. Am J Physiol Heart Circ Physiol. 2011;301:H1015–24.

47. Shanks M, Siebelink HM, Delgado V, et al. Quantitative assessment of mitral regurgitation: comparison between three-dimensional transesophageal echocardiography and magnetic resonance imaging. Circ Cardiovasc Imaging. 2010;3:694–700.

48. Marsan NA, Westenberg JJ, Ypenburg C, et al. Quantification of functional mitral regurgitation by real-time 3D echocardiography: comparison with 3D velocity-encoded cardiac magnetic resonance. JACC Cardiovasc Imaging. 2009;2:1245–52.

49. Thavendiranathan P, Liu S, Datta S, et al. Quantification of chronic functional mitral regurgitation by automated 3-dimensional peak and integrated proximal isovelocity surface area and stroke volume techniques using real-time 3-dimensional volume color Doppler echocardiography: in vitro and clinical validation. Circ Cardiovasc Imaging. 2013;6:125–33.

50. Zeng X, Levine RA, Hua L, et al. Diagnostic value of vena contracta area in the quantification of mitral regurgitation severity by color Doppler 3D echocardiography. Circ Cardiovasc Imaging. 2011;4:506–13.

51. Tamborini G, Muratori M, Maltagliati A, et al. Pre-operative transthoracic real-time three-dimensional echocardiography in patients undergoing mitral valve repair: accuracy in cases with simple vs. complex prolapse lesions. Eur J Echocardiogr. 2010;11:778–85.

52. de Groot-de Laat LE, Ren B, McGhie J, et al. The role of experience in echocardiographic identification of location and extent of mitral valve prolapse with 2D and 3D echocardiography. Int J Cardiovasc Imaging. 2016;32:1171–7.

53. Izumo M, Shiota M, Kar S, et al. Comparison of real-time three-dimensional transesophageal echocardiography to two-dimensional transesophageal echocardiography for quantification of mitral valve prolapse in patients with severe mitral regurgitation. Am J Cardiol. 2013;111:588–94.

54. Zamorano J, Perez de Isla L, Sugeng L, et al. Non-invasive assessment of mitral valve area during percutaneous balloon mitral valvuloplasty: role of real-time 3D echocardiography. Eur Heart J. 2004;25:2086–91.

55. Anwar AM, Attia WM, Nosir YF, et al. Validation of a new score for the assessment of mitral stenosis using real-time three-dimensional echocardiography. J Am Soc Echocardiogr. 2010;23:13–22.

56. Soliman OI, Anwar AM, Metawei AK, McGhie JS, Geleijnse ML, Ten Cate FJ. New Scores for the Assessment of Mitral Stenosis Using Real-Time Three-Dimensional Echocardiography. Curr Cardiovasc Imaging Rep. 2011;4:370–7.

57. Addetia K, Yamat M, Mediratta A, et al. Comprehensive Two-Dimensional Interrogation of the Tricuspid Valve Using Knowledge Derived from Three-Dimensional Echocardiography. J Am Soc Echocardiogr. 2016;29:74–82.

58. Stankovic I, Daraban AM, Jasaityte R, Neskovic AN, Claus P, Voigt JU. Incremental value of the en face view of the tricuspid valve by two-dimensional and three-dimensional echocardiography for accurate identification of tricuspid valve leaflets. J Am Soc Echocardiogr. 2014;27:376–84.

59. Miglioranza MH, Mihaila S, Muraru D, Cucchini U, Iliceto S, Badano LP. Dynamic changes in tricuspid annular diameter measurement in relation to the echocardiographic view and timing during the cardiac cycle. J Am Soc Echocardiogr. 2015;28:226–35.

60. Miglioranza MH, Mihaila S, Muraru D, Cucchini U, Iliceto S, Badano LP. Variability of Tricuspid Annulus Diameter Measurement in Healthy Volunteers. JACC Cardiovasc Imaging. 2015;8:864–6.

61. Badano LP, Agricola E, Perez de Isla L, Gianfagna P, Zamorano JL. Evaluation of the tricuspid valve morphology and function by transthoracic real-time three-dimensional echocardiography. Eur J Echocardiogr. 2009;10:477–84.

62. Mediratta A, Addetia K, Yamat M, et al. 3D echocardiographic location of implantable device leads and mechanism of associated tricuspid regurgitation. JACC Cardiovasc Imaging. 2014;7:337–47.

63. Fukuda S, Saracino G, Matsumura Y, et al. Three-dimensional geometry of the tricuspid annulus in healthy subjects and in patients with functional tricuspid regurgitation: a real-time, 3-dimensional echocardiographic study. Circulation. 2006;114:I492–8.

64. Nucifora G, Badano LP, Allocca G, et al. Severe tricuspid regurgitation due to entrapment of the anterior leaflet of the valve by a permanent pacemaker lead: role of real time three-dimensional echocardiography. Echocardiography. 2007;24:649–52.

65. Faletra F, La Marchesina U, Bragato R, De Chiara F. Three dimensional transthoracic echocardiography images of tricuspid stenosis. Heart. 2005;91:499.

66. Muraru D, Tuveri MF, Marra MP, Badano LP, Iliceto S. Carcinoid tricuspid valve disease: incremental value of three-dimensional echocardiography. Eur Heart J Cardiovasc Imaging. 2012;13:329.

67. Chen TE, Kwon SH, Enriquez-Sarano M, Wong BF, Mankad SV. Three-dimensional color Doppler echocardiographic quantification of tricuspid regurgitation orifice area: comparison with conventional two-dimensional measures. J Am Soc Echocardiogr. 2013;26:1143–52.

68. Song JM, Jang MK, Choi YS, et al. The vena contracta in functional tricuspid regurgitation: a real-time three-dimensional color Doppler echocardiography study. J Am Soc Echocardiogr. 2011;24:663–70.

69. de Agustin JA, Viliani D, Vieira C, et al. Proximal isovelocity surface area by single-beat three-dimensional color Doppler echocardiography applied for tricuspid regurgitation quantification. J Am Soc Echocardiogr. 2013;26:1063–72.

70. Zamorano J, Goncalves A, Lancellotti P, et al. The use of imaging in new transcatheter interventions: an EACVI review paper. Eur Heart J Cardiovasc Imaging. 2016;17:835–835af.

71. Hahn RT, Little SH, Monaghan MJ, et al. Recommendations for comprehensive intraprocedural echocardiographic imaging during TAVR. JACC Cardiovasc Imaging. 2015;8:261–87.

72. Jilaihawi H, Doctor N, Kashif M, et al. Aortic annular sizing for transcatheter aortic valve replacement using cross-sectional 3-dimensional transesophageal echocardiography. J Am Coll Cardiol. 2013;61:908–16.

73. Khalique OK, Kodali SK, Paradis JM, et al. Aortic annular sizing using a novel 3-dimensional echocardiographic method: use and comparison with cardiac computed tomography. Circ Cardiovasc Imaging. 2014;7:155–63.

74. Lancellotti P, Pibarot P, Chambers J, et al. Recommendations for the imaging assessment of prosthetic heart valves: a report from the European Association of Cardiovascular Imaging

endorsed by the Chinese Society of Echocardiography, the Inter-American Society of Echocardiography, and the Brazilian Department of Cardiovascular Imaging. Eur Heart J Cardiovasc Imaging. 2016;17:589–90.

75. Tsang W, Salgo IS, Medvedofsky D, et al. Transthoracic 3D Echocardiographic Left Heart Chamber Quantification Using an Automated Adaptive Analytics Algorithm. JACC Cardiovasc Imaging. 2016;9:769–82.

76. Calleja A, Poulin F, Woo A, et al. Quantitative Modeling of the Mitral Valve by Three-Dimensional Transesophageal Echocardiography in Patients Undergoing Mitral Valve Repair: Correlation with Intraoperative Surgical Technique. J Am Soc Echocardiogr. 2015;28:1083–92.

77. Calleja A, Thavendiranathan P, Ionasec RI, et al. Automated quantitative 3-dimensional modeling of the aortic valve and root by 3-dimensional transesophageal echocardiography in normals, aortic regurgitation, and aortic stenosis: comparison to computed tomography in normals and clinical implications. Circ Cardiovasc Imaging. 2013;6:99–108.

78. Ozawa K, Funabashi N, Takaoka H, et al. Utility of three-dimensional global longitudinal strain of the right ventricle using transthoracic echocardiography for right ventricular systolic function in pulmonary hypertension. Int J Cardiol. 2014;174:426–30.

79. Smith BC, Dobson G, Dawson D, Charalampopoulos A, Grapsa J, Nihoyannopoulos P. Three-dimensional speckle tracking of the right ventricle: toward optimal quantification of right ventricular dysfunction in pulmonary hypertension. J Am Coll Cardiol. 2014;64:41–51.

80. Addetia K, Maffessanti F, Yamat M, et al. Three-dimensional echocardiography-based analysis of right ventricular shape in pulmonary arterial hypertension. Eur Heart J Cardiovasc Imaging. 2016;17:564–75.

81. Bruckheimer E, Rotschild C, Dagan T, et al. Computer-generated real-time digital holography: first time use in clinical medical imaging. Eur Heart J Cardiovasc Imaging. 2016;17:845–9.

82. Beitnes JO, Klaeboe LG, Karlsen JS, Urheim S. Mitral valve analysis using a novel 3D holographic display: a feasibility study of 3D ultrasound data converted to a holographic screen. Int J Cardiovasc Imaging. 2015;31:323–8.

第 2 章

经胸三维超声心动图概述

José-Julio Jiménez Nácher, Gonzalo Alonso Salinas, and Marina Pascual Izco

引言:经胸三维超声心动图(TTE)图像采集的一般建议

简介

经胸三维超声心动图(three-dimensional transthoracic echocardiography,3D TTE)是超声波技术的最重大进步之一。在常规使用该技术前应该先了解其优点和局限性。

经胸全容积矩阵探头的出现对 3D TTE 革命性的技术突破至关重要。使用该探头可以改善心脏解剖结构的显示,精确测量心脏腔室大小并指导介入治疗。

如今大多数超声公司都有采集 2D、多普勒、彩色多普勒及 3D 图像的经胸探头。这些 3D 探头内有超过 3000 个成像元件排列在一个矩阵中,还配有更高效的电子元件用于同步 2D 成像和在线实时单心动周期 3D 容积成像[1]。

TTE 三维图像获取的一般建议

图像采集:声音在组织中传播的最大速度(1540m/s)限制了每秒可发射的超声波脉冲数量,因此获得较大容积图像同时又具有足够高帧频有一定困难。由于帧频与体积大小(宽度和深度)及空间分辨率成反比,增加其中一个的获取值,会

J.-J.J. Nácher (✉) • G.A. Salinas • M.P. Izco
Cardiology Department, Hospital Ramón y Cajal, Madrid, Spain
e-mail: jjjimenezn@gmail.com
本章在线视频文件网址:https://link.springer.com/chapter/10.1007/978-3-319-50335-6_2

导致另外两个值降低[2]。基于以上预设条件,3D 图像的采集根据以下几个参数进行分类[1-4]。

(1)**采集所需心动周期**。

– 单个心动周期

在单次心跳中采集多个金字塔数据,采集速度快。这种类型的采集也称为实时动态 3D 成像。虽然心律和呼吸运动不再是问题,但受时间和空间分辨率限制。

– 多个心动周期

通过在多个心动周期(2~7 个心动周期)依次采集多条窄带数据集,获取时间分辨率更高的图像。当然,这种采集方式可能会受患者呼吸或心动周期不规则影响,导致拼接伪像(见下文)。

(2)**采集模式**。

–实时多平面模式(X 平面)

同时双屏显示两个实时图像。左边的图像是参照切面,右边的图像显示从参照切面旋转 30°~150°(操作者选择角度)得到的切面。此法的优点是能够直接并排比较两个单独的切面(图 2.1)。

– 窄角度采集

减小扇区大小和深度可以提高空间和时间分辨率。但是可能会导致扇区大小不足以显示整个解剖结构。

– 局部放大采集(宽扇角聚焦)

容积的宽度和深度可以减小到最小,主要集中在某一解剖结构上,以获得尽可能高的帧频。

– 全容积采集

此模式允许大的采集量,能覆盖整个感兴趣的腔室。该模式在 2~7 个心动周期通过心电门控采集多个子容积,合成的全容积图像具有与较小子容积图相同的帧频。这类采集容易出现拼接伪像(见下文)(图 2.2)。

– 3D 彩色多普勒

该模式结合了灰阶容积数据和彩色多普勒。此模式采集方法包括实时 3D 和全容积,前者缺点是较小的彩色多普勒容积和较低的时间分辨率,后者缺点是拼接伪像。此模式主要用于评估反流病变和分流。为了分析 3D 彩色多普勒反流束,建议裁剪图像(见下文)以显示射流的两个长轴切面,在反流颈水平短轴切面显示射流的最窄处和最大宽度(图 2.3)(视频 2.1)。

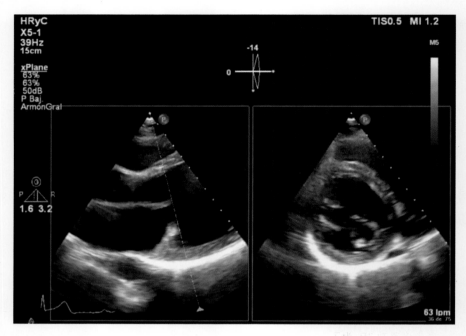

图 2.1   实时多平面模式(X 平面):左侧为心尖四腔心切面,聚焦于二尖瓣;右侧为旋转约 90° 后的平面。

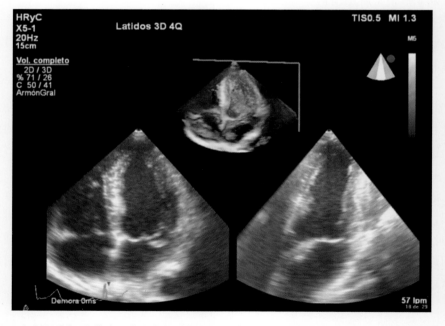

图 2.2   全容积采集:此模式可获取大的采集容积,能完全覆盖感兴趣的腔室,如本病例中的左心室。

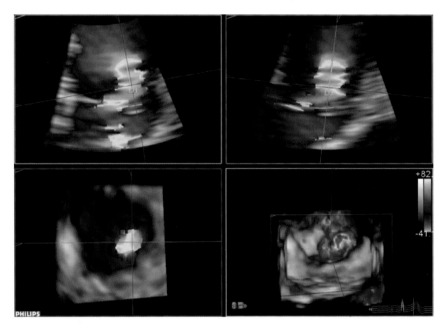

图 2.3　彩色多普勒 3D：为了分析 3D 彩色多普勒反流束，建议裁剪图像（见下文）以显示射流的两个长轴切面，在反流颈水平短轴切面显示射流的最窄和最大宽度。

（3）**最佳优化模式**。

依照以下步骤优化最终的图像：

- 如果您想获得全容积图像，良好的 ECG 信号是必需的。
- 调整增益：低增益导致回声衰减（见下文）；过高的增益会导致分辨率下降以及 3D 透视效果下降。
- 调整平滑度：用于防止图像出现较小的粗糙颗粒结构。
- 调整压缩：可调节图像实心或透明，压缩越小，透明度越高，反之亦然。
- 调整亮度：建议根据时间增益补偿对亮度进行调整，而不是只使用增益设置。
- 确保解剖结构位于容积扇区内，并最小化扇区（调节角度和深度），聚焦于需要获取的解剖结构。
- 要求患者屏住呼吸，以避免运动伪像。
- 选择适当的线密度。密度越高，空间分辨率越高，代价是扇角更窄。
- 放大：图像可以放大，以获得更多细节评估精细结构。

（4）**选择哪种采集模式**？

重要的是明确要从研究中获得什么信息。例如，如果想评估二尖瓣脱垂，高帧频是必要的，因为可能只有在收缩晚期的几帧图像中才能看到脱垂。因此，建议减小容积到只覆盖二尖瓣,以增加帧频。另一方面,如果要评估一个大的解剖结构(如左心室),最好使用全容积采集。但高帧频并不总是必需的,有时在低帧频下获得更大的容积会更好,如评估房间隔缺损时。

3D 图像 显示的几种方法[1-4]:

平面成像

可以从 3D 数据集中同时获取多切面 2D 图像,这是单纯用经胸 2D 超声心动图(transthoracic 2D echocardiography,2D TTE)不可能实现的。实际上,多平面成像可以获得任意平面图像,如等距平行切面或围绕共同轴旋转的切面。当前的 3D 系统通常显示 4 个屏幕,其中 3 个为互相正交的二维平面(冠状面、矢状面及横截面或轴向切面)以及 3D 立体图像。在这些切面可以精确测量腔室大小、瓣口面积和反流束(图 2.4)。

容积再现

该方法可产生具有 3D 深度感知的图像,为评估心脏瓣膜和复杂的解剖结构提供非常有用的 3D 图像。

表面成像

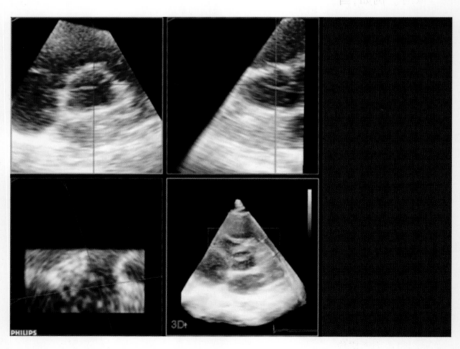

图 2.4 平面成像:用胸骨旁左室长轴切面(上右)、短轴切面(左上)、横切面(左下)和实时 3D TTE 容积数据集(右下)显示主动脉瓣。

3D 显示心脏结构的另一种可视化方式。要获得这种图像,必须对解剖结构(通常是左心室)手动或自动勾勒边界。重建的方式使我们能够了解其几何形态,并叠加信息(如收缩时间)到表面成像图上(图 2.5)(视频 2.2)。

切割成像

此技术通过从最初采集的初始数据中切割去除多余解剖结构,专注于目标解剖。例如,修剪左心房后从心脏底部看二尖瓣。3D 切割可以在数据采集期间或采集后进行(图 2.6)。

3D 伪像　　主要有以下几种类型[4]:

(1)*拼接伪像*。

在 3D 全容积成像模式,通过心电触发采集子容积时可出现。当获得的子容积没有完美拼接时则出现拼接伪像,可以清楚地看到不同子容积之间的边界。

拼接伪像是由不规则的心律、探头或患者的移动(包括呼吸运动)造成的伪像(图 2.7)。

(2)*声影或回声失落伪像*。

假体等强回声反射结构在形成的图像中产生回声失落区。回声失落也见于增益设置过低时。例如,当三尖瓣成像时,由于 3 个瓣叶通常非常薄,如果增益设置很

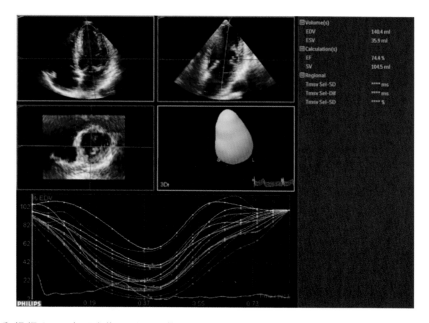

图 2.5 和视频 2.1　　表面成像:左心室。使用可以定量测量左心室容积和射血分数的半自动化的边界检测软件分析左心室,一旦获取左心室的几何描述,就可以生成解剖结构的表面成像图(右中)。此外,还可以三维分析左室壁各节段运动(底部)。

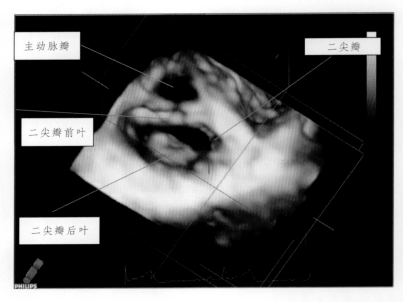

图 2.6　切割成像：移除左心房以聚焦于二尖瓣，显示连枷病变节段(P2)。

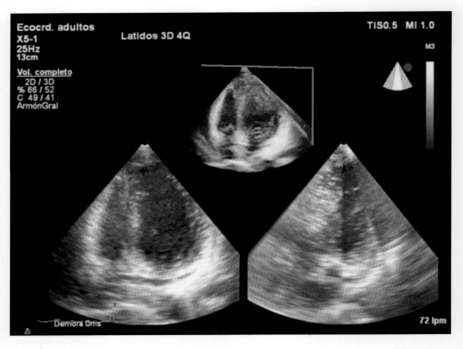

图 2.7　拼接伪像：使用心电门控法拼接来自多个心动周期的子容积(全容积采集)时，存在呼吸和心率变异导致运动伪像的风险，如此病例所示(右图)。

低,则可能发生回声失落。

(3)衰减伪像。

由于背向散射的减少和声能吸收,远场信号强度会逐渐衰减。

(4)混响伪像。

在采集过程中结构之间多重反射产生的虚假回声。

(5)相位偏差伪像。

超声束畸变产生出现在腔室内的杂波噪声,影响真正的腔室壁显示。

3D TTE 检查方案

从临床医生的角度来看,针对性的 3D TTE 检查比完整的 3D TTE 检查更有价值。针对性的 3D TTE 检查用于弥补完善 2D 结果:根据需要观察的解剖结构选择关注点,如果你想评估左室功能,就可以获取全容积图。如果需要计算狭窄的二尖瓣的瓣口面积,可使用聚焦于二尖瓣的局部放大 3D 采集模式。

知识点小结
- 3D TTE 面临的主要挑战是要获得大容积同时有足够的帧频。
- 3D TTE 有多种数据采集方法。根据需要检查的内容选择最佳方法:评价左室功能选择全容积采集。评价二尖瓣或主动脉瓣选择局部放大采集模式。
- 通过调节不同的设置优化 3D 图像。
- 有多种 3D 图像显示方法:多平面成像可以精确测量腔室大小、瓣口面积和反流束。切割成像可以移除周围的解剖结构,聚焦于目标解剖部位。
- 注意 3D TTE 中的伪像,尤其是回声失落伪像和拼接伪像。

左心室和右心室

左心室

二维超声评估左心室的局限性和 3D 超声评估左心室的优势

评估左心室的大小和功能对研究结构性心脏病非常重要。主要通过二维超声心动图(2DE)评估左心室,但 2DE 图数据需要假设左心室的几何模型。3D 成像的主要优点是进行容量和射血分数测量时不需要对左心室几何模型进行假设[5],与其他成像方式相比,腔室定量的准确性和可重复性更高。

数据采集

- 心尖四腔心切面是 3D 左心室数据采集的首选切面。
- 应在屏气状态下采集全容积数据(数据集),以减少伪像发生风险。
- 数据集采集时应使用同时显示两个或多个切面的正交视图进行引导。
- 虽然对显示图像的方向还没有达成共识,但通常会把顶点放在屏幕上方,右侧结构显示在屏幕的左侧。

数据分析

大多数 3DE 软件提供的分析技术是基于 2DE 的[6],也就是通过左心室的一些解剖标志物(如二尖瓣环或心尖),将 3DE 数据分割成几个 2D 的长轴切面[1]。心内膜和心外膜轮廓可手动追踪[7]或使用全自动边缘勾勒算法获得[5]。得到的数据用于计算左心室轮廓线, 得到其铸型, 因而不需要几何假设就可以计算左心室容积 [1](图 2.5)(视频 2.2)。

临床应用

应用 3D 超声心动图(3DE)在以下这些情况时具有特别的优势。

- 左心室占位或血栓评估:3D 成像提供结构的 3D 外观。
- 左心室容积和射血分数(LVEF):3DE 比 2DE 更准确,可重复性更好,而且 3DE 与心血管磁共振值有很高的相关性[9]。此外,3D 在节段室壁运动评估中尤其有价值。正如我们在"数据分析"一节中所解释的,3D 成像提供全容积数据集,以此为基础可获取标准的 2DE 切面,通过适当剪切优化,确保切面"在标准轴上"。

已经有部分研究使用 3DE 测量血压正常的健康受试者的左室容积和射血分数, 得到正常参考值。根据 3 项研究的权重平均值,3DE 测得的左心室容积大于 2DE 测值,相应的正常范围上限如下[10]:

- 舒张末期容积(EDV)男性为 79mL/m^2,女性为 71mL/m^2。
- 收缩末期容积(ESV)男性为 32mL/m^2,女性为 28mL/m^2。

最终还需要对不同人群进行大规模研究,以确定不同种族 3DE 的正常参考值范围。

- 左心室质量:尽管 3DE 对左心室容积和左心室 EF 的评估很有价值,但与金标准磁共振成像测量相比,3DE 高估了左心室质量。高估的主要原因是心内膜和心外膜的轮廓通常是手动追踪的[7],不过这个问题可以使用自动边缘勾勒技术解决[8]。

尽管如此，由于 3DE 是超声心动图技术中唯一一种无须几何假设即可测量心肌体积的，因此它可用于非正常形态心室，也可用于不对称肥厚或局部肥厚患者[10]。目前尚无左心室质量参考值。

• 左心室不同步：在存在不同步的左心室中，各室壁节段的时间间隔分散，收缩期病变节段达到最小体积的时间较晚。收缩不同步指数是根据 3 个标准 2D 心尖切面的基底段和中段进行计算的，因此不能反映 3D 空间中所有左心室节段的运动模式[11]。与此相反，3DE 是同时评价所有左心室节段，因而优于 2DE。

3D TTE 评估左心室的局限性

3D TTE 评估左心室的主要缺点是时间分辨率较低，缺乏 3D 正常值的参考数据[10]。

知识点小结

- 3D TTE 对左心室容积和 LVEF 的测量比 2D 更准确，可重复性更高，在有条件时应尽可能使用 3DE。
- 心尖四腔心切面是 3D TTE 技术采集左心室数据集的首选切面。
- 同时显示正交的切面可用于指导 3D TTE 采集左心室数据集。
- 必须使用不依赖几何假设进行左心室测量的分析软件进行 3D 数据分析。
- 美国和欧洲心脏影像学会 (American and European Society of Cardial Imaging) 的超声心动图心脏腔室定量共识中 (2015 年 1 月) 包含 3D TTE 测得的左心室参数正常值。

右心室

2DE 评估右心室的局限性和 3DE 评估右心室的优势

由于右心室特殊的形态和功能，使用 2DE 对右心室进行整体评估很困难。相反，3DE 能够对右心室几何结构、体积和射血分数进行全面评估，显示整个右心室腔的表面，包括流入道、流出道和心尖。因此，3DE 无须几何假设就可进行右心室评估。

数据采集

- 聚焦于右心室的心尖四腔心切面是 3D 右心室数据采集的首选切面[10]。
- 必须尽量减少深度和扇角(使得时间分辨率大于 20~25 容积率/秒),以实现高帧频 3D 采集[10]。

数据分析

在 3DE 采集右心室数据集分析中,于舒张末期和收缩末期手动勾勒边缘对获取最大和最小右心室容积至关重要;肌小梁和调节束应包含在腔内。手动勾边后,在右心室短轴切面、四腔心切面和冠状切面上均可半自动生成收缩末期和舒张末期右心室心内膜表面图像。生成的右心室三维表面模型可用于定量测定右心室的舒张末容积和收缩末容积、每搏量和 EF[10]。

临床应用

右心室容积和功能的数据对多种心脏病的诊断和预后判断很重要[1],如瓣膜病、先天性心脏病、肺动脉高压、心力衰竭等。

- 右心室容积:尽管与 CMR 相比,3DE 会低估右心室容积,但 3DE 测得的容积值与心脏磁共振(CMR)测值非常相似。3DE 右心室容积正常值仍然需要更大规模的研究,目前公布的正常数据建议值如下[10]:
  - 舒张末期容积(EDV)男性为 $87mL/m^2$,女性为 $74mL/m^2$。
  - 收缩末期容积(ESV)男性为 $44mL/m^2$,女性为 $36mL/m^2$。
- 右心室射血分数(RV EF):3D TTE 测量的右心室 EF 与 CMR 测得的右心室 EF 相关性好。大体上,小于 45% 的右心室 EF 通常反映右心室收缩功能异常。

这对心脏手术后的患者尤其有价值(在没有明显室间隔移位的情况下),因为心脏术后常规的右心室纵向功能参数普遍降低,不能再代表总体右心室功能[10]。

3D TTE 评估右心室的局限性

3D TTE 评估右心室的主要局限性在于对图像质量、负荷状态、规则的心律和患者配合程度的依赖。与 3D TTE 评估左心室相同,建立右心室的 3DE 正常参考值需要更大规模的研究。

知识点小结

- 3D TTE 能够完整评估右心室的几何结构,包括流入道、流出道和心尖。
- 聚焦在右心室的心尖四腔心切面是利用 3D TTE 技术采集右心室数据的首选切面。
- 3D TTE 右心室数据分析包括手动和半自动边缘勾勒分析。
- 美国和欧洲心脏影像学会(American and European Society of Cardial Imaging)的超声心动图心脏腔室定量共识中(2015 年 1 月)包括右心室 3D TTE 参数的正常参考值。

左心房和右心房

二维超声评估左心房的局限性和 3D 超声评估左心房的优势

与 3DE 评估左心室和右心室一样,左心房(LA)的 3DE 测量比 2DE 测量更准确(以 MRI 为金标准)[10]。左心房的 3D TTE 评估的主要优点是 3DE 不需要对 LA 形状进行几何假设。

数据采集

- 3D TTE 心房评估建议通过心尖切面采集。
- 需要采集高帧频全容积数据。

临床应用

3DE 评估心房在以下几方面特别有用。

- 心房纤颤和舒张功能障碍患者的诊断和管理[10]。例如,一项研究表明,3DE 对 LA 扩大的分级比 2DE 更准确,减少了未检出心房扩大和潜在的漏诊舒张功能障碍患者的可能性[12]。
- 电生理操作:虽然在电生理操作中通常用荧光镜定位心房解剖标志,但图像是复杂 3D 结构的二维投影,可能导致图像难以解释和分析 [1]。在这种情况下,3D TTE 分析是很有用的。
- LA 占位或血栓的评估。

3D TTE 左心房和右心房评估局限性

由于心房靠近食管,3D TEE 能提供比 TTE 更多的解剖学信息。但是,我们缺乏标准化方法,因此 3D TTE 正常值数据也有限。

知识点小结

- 3D TTE 有望提高 LA 测量的准确性。然而,迄今为止还没有研究评估 RA。
- 3D TTE 心房评估在电生理操作中特别有用。

二尖瓣、主动脉瓣、三尖瓣和肺动脉瓣

二尖瓣

二尖瓣解剖与二维超声心动图评估的局限性

二尖瓣装置包含以下结构:瓣环、前外侧和后内侧相对连接的瓣叶、瓣下结构(包括两组乳头肌、与之相连的不同级别的腱索和左心室壁附着处)。3DE 成像模式是研究二尖瓣各个组成部分解剖结构和功能的理想方法。对复杂二尖瓣病变患者,3DE 可提供附加信息[1]。

二尖瓣瓣叶 二尖瓣有两个瓣叶,瓣叶基部与纤维肌性瓣环相连,游离缘与瓣下结构相连。二尖瓣前叶具有较大的径向表面,与大约 1/3 的瓣环相连。后叶呈四角形,与大约 2/3 的瓣环相连。后叶通常有两个缺口,将瓣叶分成 3 个单独的小叶,分别为 P1、P2 和 P3。P1 对应于后叶的前外侧部分,靠近前瓣缘联合和左心耳,P2 位于中间,发育更好,P3 位于内侧,靠近后瓣缘联合和三尖瓣。前叶与主动脉瓣的无冠窦相连,称为瓣间纤维连接。前叶游离缘一般是连续的,但人为地分为 3 部分 A1、A2 和 A3,与后叶 P1、P2 和 P3 相对应。瓣叶分区对于精确定位二尖瓣脱垂部位和二尖瓣解剖损伤非常有用[13]。

与从左心室视角观察瓣叶的传统 2DE 相比,3DE 可以从左心室视角也可以从 LA 视角显示瓣膜的“正面”。从 LA 面的视角被称为“外科视角”,因为它再现了外科医生打开 LA 后所见的术中二尖瓣图像。此外,3DE 可以从心尖或胸骨旁数据集的任意切面来显示二尖瓣叶。这对精确定位异常二尖瓣部位是必要的。

瓣下结构　可以从左心室长轴切面观察二尖瓣瓣下结构，从左心室视角显示二尖瓣的"正面"图，来评估腱索。另外，腱索断裂伴二尖瓣连枷样变或脱垂可以从 LA 视角图像良好显示，也可以选择长轴切面显示。

二尖瓣环　2DE 不能精确显示二尖瓣环形状。从单独的 2D 视角重建的图不能提供与 3D 容积再现技术重建图相同的信息。已开发出的商业软件可以精确定量二尖瓣环的大小、形状和非平面度。立体瓣环图像提高了我们对二尖瓣机制的理解，并帮助外科医生评估二尖瓣修复或瓣环成形术的可行性。

左心室　左心室几何结构的改变导致瓣叶对合不良，二尖瓣的动态 3D 显示可以识别由于节段性室壁运动异常或左心室整体扩大导致的瓣叶牵拉异常。

数据采集

多平面模式　此模式下二尖瓣实时显示在两个平面上。第一个图像通常作为参照平面，而第二个图像即"侧切面"是从参照平面旋转 30°~150°得到的平面。彩色多普勒成像可以叠加在 2DE 图像上显示(图 2.1)。

实时 3D 模式　实时 3D 允许实时显示 30°×60°锥体容积图。这通常不足以显示整个二尖瓣，然而其卓越的空间和时间分辨率可实现对复杂病理的准确诊断，并保持最佳的时间分辨率。

宽扇角聚焦　3D 局部放大模式可对二尖瓣聚焦区进行放大显示。必须注意，过度扩大感兴趣区域将降低时间和空间分辨率(图 2.6、图 2.8 和图 2.9)(视频 2.3 和 2.4)。

全容积:门控采集　全容积模式具有最大的可采集扇区、最佳的空间分辨率和

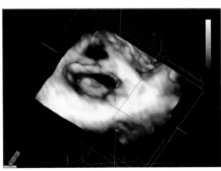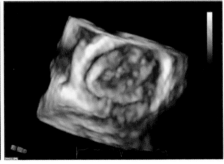

图 2.8 和图 2.9　二尖瓣:切割后,从 LA 面看二尖瓣(左),从左心室面看二尖瓣(右)。展示后叶(P2)的连枷样病变。

高时间分辨率,这在诊断二尖瓣功能异常的机制时很有必要。这种模式也可叠加彩色多普勒显示,改善对二尖瓣反流束的评估。

应用

复杂二尖瓣病变的定位和程度判断,3DE 诊断可能优于 2DE 技术。对二尖瓣人工瓣膜功能的评价也更准确,特别是在确定瓣周漏的位置和严重程度时[14]。已有商用软件可以支持二尖瓣病变的客观量化评估。使用 3DE 数据集,可以获得二尖瓣环高度、二尖瓣叶表面积、二尖瓣环径和乳头肌位置的容积测量值。这些测值展示了各种病变对二尖瓣的影响,并可能有助于超声引导二尖瓣修复技术。

知识点小结

- 诊断复杂二尖瓣疾病时,3DE 可能优于 2DE 技术。
- 3DE 能从左心房和左心室视角显示二尖瓣"正面"。从左心房视角看到的主动脉瓣在顶部的影像被称为"外科视野",因为它再现了手术中切开左心房后看见的图像。
- 开启了 2D 多平面模式进行全面检查。
- 3D 局部放大模式可以获取从瓣环到乳头肌的视图,但显示区域增大会导致空间和时间分辨率降低。
- 需要时,应叠加彩色多普勒,感兴趣区的大小应该局限于二尖瓣和彩色多普勒血流束,以提高帧频。

三尖瓣

三尖瓣的解剖与 2DE 评估的局限性

三尖瓣(TV)由瓣环、瓣叶、腱索和乳头肌组成。瓣环是瓣叶附着其上的纤维环。正常三尖瓣环面积为 8~12cm²,大约比二尖瓣环大 20%,三尖瓣环呈鞍形,高位点位于瓣环前后侧,朝向右心房(RA),低位点在瓣环的内侧和外侧。

TV 有 3 个大小不等的瓣叶:前瓣通常最大,从靠前的漏斗部延伸至后方的下侧壁;隔瓣从室间隔延伸至右心室边缘后方;后瓣连于瓣环后方,从室间隔延伸到下外侧壁。

TTE 显示三尖瓣的 3 个主要切面是胸骨旁短轴切面、心尖四腔心切面和剑突下切面。胸骨旁短轴切面、心尖四腔心切面和剑突下四腔心切面显示三尖瓣隔瓣和前瓣。此外，右心室的胸骨旁长轴切面显示了三尖瓣前瓣和后瓣。三尖瓣有两组主要乳头肌，分别位于前方和后方，通常还有第三组乳头肌位于右室流出道。源自每组乳头肌的腱索都与 3 个瓣叶相连。

数据采集

传统 2DE 技术需要多个切面重建三尖瓣图像。3D TTE 可以通过单个全容积数据集显示三尖瓣的所有切面，也可借助于分辨率更高的局部放大模式。但是，3DE 的时间分辨率比 2DE 低。

标准 3DE 数据集应从胸骨旁声窗和心尖声窗获取。声窗条件好时，也可以从剑突下获取 3DE 数据集。全容积数据集应当包含整个 TV 和右心室。当显示 TV"正面"时，不论采用哪个视角，隔瓣应位于 6 点钟位置。这些"正面"显像对定位瓣叶疾病很有帮助。

胸骨旁切面　右心室胸骨旁长轴切面中的 TV 应当根据 3D 全容积数据采集进行优化，切割平面的朝向设置应有助于显示 TV 的前后叶，并显示冠状窦口和欧氏瓣。应在短轴上获取第二个胸骨旁三维数据集。

心尖切面　切割平面显示的心尖四腔心切面，应包括三尖瓣前瓣和隔瓣及其腱索附着处。然后沿矢状面切割，以显示后瓣和前瓣。最后，切割平面顺时针旋转 45°，同时显示主动脉瓣（AV）、三尖瓣隔瓣和前瓣（图 2.10 和图 2.11）（视频 2.5 和 2.6）。

应用

TV 的 3DE 可以洞察正常和异常 TV 解剖。3DE 显示了瓣环的双峰形状及其在病理状态下发生的变化。一些研究已经证实，在描述 TV 疾病的病理机制时，3DE 优于 2DE[15]。

知识点小结

- 显示 TV 时，最好使用胸骨旁长轴和短轴切面、心尖四腔心切面和剑突下切面。
- 当显示 TV"正面"时，不论视角如何，隔瓣应置于 6 点钟位置。
- 在心尖切面首先应显示前瓣和隔瓣。然后沿矢状面显示后瓣和前瓣。最后，顺时针旋转 45°，包含主动脉瓣的同时显示隔瓣和前瓣。

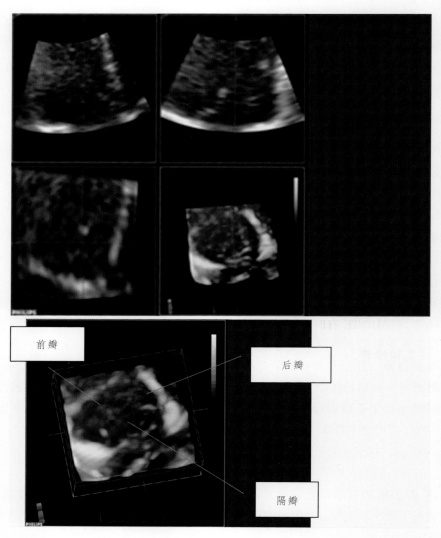

图 2.10 和图 2.11　三尖瓣：局部放大三尖瓣图。上图，心尖切面显示正常的三尖瓣。四腔心切面（左上），与四腔心切面正交的切面（右上）和这两个切面的短轴（左下），三尖瓣的容积再现图像（右下角），瓣膜位于房间隔后方，从右心房面展示。下图，放大的同一幅容积显像图。

主动脉瓣

主动脉瓣（AV）解剖与 2DE 评价 AV 的局限性

　　AV 由 3 个半月瓣和瓣间纤维三角组成。AV 由相应的冠状动脉标记：左冠瓣、右冠瓣和无冠瓣。乏氏窦和窦管交界也是 AV 装置的组成部分,这些结构中任何一个明显扩张都会导致 AV 关闭不全。3D TTE 通常在胸骨旁切面和心尖切面显示主动脉瓣。可以从主动脉视角和左心室视角进行观察,也可以在任何需要的长轴切面或斜切面上观察。通常主动脉视角适用于评估瓣膜形态。左心室视角可以评估 AV 肿瘤、赘生物和瓣下梗阻。

有时无法在二维短轴切面图像中准确显示正对 AV 开口的瓣膜面,尤其是有主动脉根部扩张或横位心时。此外,在心动周期中主动脉瓣环持续运动,经常会妨碍对真正的 AV 开口和形态的观察。使用 3DE,很容易获得瓣膜正面图像。此外,它可全面展示运动中的整个主动脉瓣体,提供更多的主动脉瓣与周围结构之间的空间关系。

胸骨旁长轴 2DE 切面评估左室流出道面积时假定其为圆形,所以常常被低估。3DE 能显示左室流出道的真实形状,在一个切面上发现异常时可以在第二个与之正交的平面上实时显示以验证。3DE 的心尖四腔心切面也可以显示 AV 正面,不过空间分辨率低于胸骨旁数据集。然而,在显示正常或严重钙化的主动脉瓣时,或声窗不理想时,3D TTE 有时难以得到满意图像[16]。

数据采集和检查

双平面成像 首先应使用 2DE 多平面成像模式对 AV 进行初步检查, 包括单纯灰阶和灰阶上叠加彩色多普勒的方式。

实时 3D 2D 图像优化后,可切换为窄角采集模式获取 3D 图像,检查 AV 和根部的解剖。当显示瓣膜正面时,无论从哪个视角看,主动脉瓣右冠瓣都位于下方(图 2.4 和图 2.12)(视频 2.7 和 2.8)。

宽扇角聚焦放大和全容积 切割平面应平行于主动脉瓣口,可从长轴切面定位平行切面。这就能生成用于面积测量的主动脉瓣口短轴三维图像。另外,切割平面还可以设置为垂直或平行于主动脉环,以评估瓣膜上和瓣膜下解剖结构。

彩色血流多普勒全容积 彩色多普勒用于检测收缩期开始时血流的初始状态。这些彩色多普勒信号也可以在瓣膜水平通过一个平行切面评估瓣口面积和反流缩流颈。

应用

使用平面法或连续方程法测量 AV 面积时,3DE 可提高测量准确性。据报道,约 92% 的患者可用 3DE TTE 平面法测量主动脉瓣面积,测值与 2D TEE 平面法测值及 TTE 连续方程法测值有很好的相关性。3DE TTE 测量主动脉瓣面积与有创 AV 面积

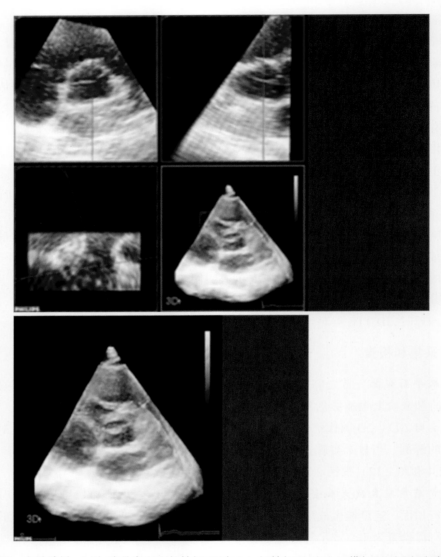

图 2.12 主动脉瓣：上图，胸骨旁左室长轴切面（右上）、短轴切面（左上）、横切面（左下）和实时三维超声心动图容积图（右下）显示正常的主动脉瓣。下图，显示实时三维容积图。

测量的相关性分析，比 2D TEE 平面法相关性更好[1,16]。

3DE 还可以精确测量左室流出道，因为左室流出道是椭圆形而不是圆形。通过精确测量左室流出道，避免在应用连续方程时使用几何假设，使得 3DE 测量 AV 面积更精确。

使用 3DE 彩色多普勒可以准确定位主动脉瓣反流束的垂直面，在这个垂直面上测量缩流颈。同时,直接测量可以避免在缩流颈不对称时使用无效几何假设,提高了测量精度。

如果条件允许,在评估主动脉瓣狭窄时,应将 3D TTE 纳入 AV 评估中,用以阐明主动脉瓣反流的机制。

知识点小结

- 3D TTE 对 AV 面积测量比 2D TEE 更精确。
- 全面的 3D 检查应始于二维多平面模式评估。
- 胸骨旁长轴 2DE 评估假定左室流出道为圆形,3DE 显示了左室流出道真实的形状。
- 在二维短轴视图中,精确显示 AV 口的"正面"形态有时是不可能的,使用 3DE 则很容易实现。在 3DE 短轴切面可以进行真正 AV 口的平面测量。
- 3DE 彩色多普勒可准确识别主动脉反流束的垂直面,不需要几何假设就可以从该垂直面测量反流缩流颈的面积。

肺动脉瓣

肺动脉瓣解剖与 2DE 评估的局限性

肺动脉瓣(PV)由 3 个瓣叶、Valsalva 窦和瓣间三角组成。可通过与室间隔和 AV 的相对位置识别 3 个肺动脉瓣叶。两个隔瓣命名为左瓣和右瓣,分别面向 AV 瓣的左、右瓣,第三个瓣叶命名为前瓣。2DE 显示 PV 半月瓣很困难,通常只能同时显示两个瓣叶。3DE 可以同时评估 3 个瓣叶,也可评估右心室流出道和主肺动脉(PA)。3DE 优化了对肺动脉瓣反流和狭窄的定量评估。

数据采集

从胸骨旁切面可以获得最佳图像,在对 2DE 图像进行优化后,可以成功获取瓣膜的实时 3D TTE 图像。

双平面　首先,应用单纯灰阶和灰阶上叠加彩色多普勒的 2DE 双平面模式对 PV 进行初步评估。

实时 3D　2D 图像优化后,可切换为窄角采集模式获取 3D 图像,检查 PV、右室流出道和 PA。当显示为瓣膜面时,无论从哪个视角看,前瓣应当位于上方 12 点钟位置。

　　宽扇角聚焦放大和全容积　局部放大模式显示 PV 瓣叶、PA 和右室流出道。一旦获取金字塔形的容积数据集，就可显示瓣膜的正面视图，切割平面可评估 PA 和右室流出道的直径。另外，切割平面还可以在一幅图上显示右室流出道、PV 和 PA。

　　彩色血流多普勒全容积　彩色多普勒最初用于检测收缩期血流的状态。这些彩色多普勒信号也可以在瓣膜水平通过一个平行切面评估瓣口面积和反流缩流颈。

应用

　　用 3DE 对 PV 进行评价，可以准确判断病变部位、瓣膜功能障碍的机制和严重程度。3DE 也可准确测量右室流出道、PV，以及瓣上、瓣下结构，提高了 PA 反流评估的准确性。

　　目前尚无证据支持常规使用 3D TTE 或 TEE 评估 PV 疾病[1]。

知识点小结

- 3DE 可以同时评估 3 个 PV 瓣叶、右室流出道和 PA。
- 可以从胸骨旁切面获取最佳图像。
- 当显示瓣膜正面时，无论从哪个视角看，前瓣应当位于上方，12 点钟位置。

主动脉

解剖与 2DE 评估的局限性

　　胸主动脉应常规应用 TTE 进行评估，TTE 可提供良好的主动脉根部图像，在大多数患者能显示评估升主动脉和主动脉弓所需的图像，在部分患者能较好显示降主动脉及近端腹主动脉的图像。

　　主动脉根部和近端升主动脉在左胸骨旁长轴切面中显像最佳。左肺和胸骨常常限制升主动脉远端的成像。对于主动脉扩张的患者，胸骨右缘长轴切面可以提供补充信息。2DE 图像经常低估主动脉根部的面积，因为 2DE 假定其为圆形。3DE 可显示主动脉的真实形状，改善了 TTE 对主动脉的评估。

　　在超声心动图上，升主动脉的窦部和管状部分之间没有明显的区别。偶尔在窦管交界可见一纤维脊。主动脉的最大直径通常在根部的窦部水平,位于主动脉瓣稍远端。3DE 可识别真正的最大直径和面积,精准测量。

超声心动图测量患者主动脉根部,在不同水平有所不同。主动脉环的直径最小,升主动脉的管状部分通常比窦部的直径小 10%。主动脉弓通常很容易从胸骨上窝切面探查。2DE TTE 可以同时显示部分升主动脉和降主动脉。3DE 可以可视化真实直径并准确测量。

降主动脉胸段的 TTE 成像是不完整的,在胸骨旁长轴切面中可以看到在左后方走行的胸主动脉的横截面,在心尖四腔心切面基础上,将探头旋转 90°,可以看到胸降主动脉中段的短轴,降主动脉胸段的一部分也可以从胸骨上窝切面看到。正常情况下,胸降主动脉小于主动脉根部和升主动脉。女性主动脉始终比男性主动脉小约 2mm。

剑突下切面可以很容易地显示腹部主动脉上段的大部分,位于下腔静脉的左侧,作为 2DE 常规检查的一部分。如果存在动脉瘤样扩张、外部压迫、主动脉内血栓、动脉粥样硬化斑块和主动脉夹层膜片,超声可显示病变并评估腹主动脉内的血流模式。

数据采集

从胸骨旁长轴切面可能获取最好的图像,通过优化 2DE 图像,可以成功获取瓣膜的实时 3DE TTE 图像。

双平面 首先,应使用加或不加彩色多普勒 2DE 多平面模式对主动脉根部和主动脉弓进行初步评估。

实时 3D 2D 图像优化后,可切换为窄角采集模式获取 3D 图像,检查主动脉、左室流出道和 AV。在胸骨上窝切面显示主动脉弓。

宽扇角聚集放大和全容积 局部放大模式可以显示 AV、左室流出道和主动脉根部。一旦获取金字塔形的容积数据集,就可以对主动脉根部进行正面显像,显示主动脉根部真实的形状和大小。

彩色血流多普勒全容积 如果怀疑有夹层,应使用彩色多普勒检测可疑膜片结构。

应用

TTE 对评估主动脉根部特别有用,对于有良好透声窗的患者,升主动脉和主动脉弓也可充分显示。3DE 可以通过识别每个部位的实际最大直径进行更准确的测量。

TTE 对评价胸降主动脉的价值较低。然而,TTE 是检测腹主动脉上段主动脉瘤很好的筛查工具[17]。

> **知识点小结**
> - 2DE 图像总是假设主动脉为圆形,常常低估各个水平的主动脉的面积。3DE 显示真实的主动脉形状,改善 TTE 对主动脉的准确评估。
> - 从胸骨旁长轴切面可以获得升主动脉的最佳 3D TTE 图像。
> - 胸骨上窝切面可显示主动脉弓。

3D TTE 在先天性疾病中的应用概述(见第 9 章)

先天性心脏病(congenital heart diseases,CHD)是一类复杂的疾病,通常在生后的第一年发现,需要早期治疗(通常是手术)来部分或完全纠正。现在频繁见到 1 岁以后的 CHD 患者,既可能是首次发现,也可能是先前纠正的 CHD 的随访中发现。

2D TTE 具有无创性、高空间和时间分辨率、快速简便等优点,一直是 CHD 初诊的首选方法。然而,与其他技术(MRI、CT)相比,它的主要局限性在于无法像 MRI 和 CT 一样再现极端复杂的 CHD 的三维解剖结构。

3D TTE 技术的出现克服了这一局限性,不过 3D TTE 的时间和空间分辨率较低仍然是一个问题。然而,它至少有 3 个潜在的临床应用领域:①提高对 CHD 解剖的认识;②定量腔室大小、心肌质量、容积和心室功能;③规划和指导治疗。

(1)提高对 CHD 解剖的认识。

- 3D TTE 可现实 2D TTE 无法提供的"正面"图像,帮助心脏病专科医生更好地洞察心脏结构,更准确地评估其形态、大小、位置及其在整个心动周期中的变化[18]。

- 3D 图像更容易解释先天性异常,可以增强医生的信心,从而更好地管理这类患者[19]。

- 在评估房间隔和室间隔缺损、房室瓣膜异常(如 Ebstein 畸形和二尖瓣裂),以及复杂的左室流出道和右室流出道梗阻(主动脉瓣下膜、肺动脉瓣下狭窄等)方面,3D TTE 较 2D TTE 提供了更多的附加价值[20]。

(2)定量腔室大小、心肌质量、容积和心室功能(见上文和第 5 章)。

- 右心室大小和功能在 CHD 中至关重要,因为许多治疗方案都根据右心室功能制订。3D TTE 已被证明是检测右心室功能障碍的敏感工具[21,22]。在评估右心室容积方面,3D TTE 优于 2D TTE[18]。

(3)*规划和指导治疗*(见第 7 章)。

● 已证实 3D TTE 对指导成功实施右心室心内膜活检非常有用,可防止三尖瓣损害和心包积液产生[23]。

知识点小结

3D TTE 在 3 个特定领域中是 CHD 诊疗的有用工具:

● 提高对 CHD 解剖的理解。

● 定量容积和心室功能,尤其是右心室。

● 指导治疗。

(李爽 叶露薇 张红梅 译)

参考文献

1. Lang RM, Badano L, Tsang W, Adams DH, et al. EAA/ASE recommendations for image acquisition and display using three dimensional echocardiography. Eur Heart J Cardiovasc Imaging. 2012;13:1–46.
2. Salgo IS. Three-dimensional echocardiography technology. Cardiol Clin. 2007;25:231–9.
3. Morbach C, Lin BA, Sugeng L. Clinical application of three-dimensional echocardiography. Prog Cardiovasc Dis. 2014;57:19–31.
4. Rabben SI. Technical principles of transthoracic three-dimensional echocardiography. In: Badano LP, Lang RM, Zamorano JL, editors. Textbook of real-time three dimensional echocardiography. London/New York: Springer; 2011. p. 9–24.
5. Monaghan MJ. Role of real time 3D echocardiograpny in evaluating the left ventrice. Heart. 2006;92:131–6.
6. Caiani EG, Corsi C, Sugeng L, et al. Improved quantification of left ventricular mass based on endocardial and epicardial surface detection with real time three dimensional echocardiography. Heart. 2006;92:213–9.
7. Mor-Avi V, Sugeng L, Weinert L, et al. Fast measurement of left ventricular mass with real-time three-dimensional echocardiography: comparison with magnetic resonance imaging. Circulation. 2004;110:1814–8.
8. Thavendiranathan P, Liu S, Verhaert D, et al. Feasibility, accuracy, and reproducibility of real-time full-volume 3D transthoracic echocardiography to measure LV volumes and systolic function: a fully automated endocardial contouring algorithm in sinus rhythm and atrial fibrillation. JACC Cardiovasc Imaging. 2012;5(3):239–51.
9. Gutiérrez-Chico JL, Zamorano JL, Pérez de Isla L, et al. Comparison of left ventricular volumes and ejection fractions measured by three-dimensional echocardiography versus by two-dimensional echocardiography and cardiac magnetic resonance in patients with various cardiomyopathies. Am J Cardiol. 2005;95(6):809–13.

10. Lang RM, Badano LP, Mor-Avi V, et al. Recommendations for cardiac chamber quantification by echocardiography in adults: an update from the American Society of Echocardiography and the European Association of Cardiovascular Imaging. J Am Soc Echocardiogr. 2015;28(1):1–39.

11. Takeuchi M, Jacobs A, Sugeng L, et al. Assessment of left ventricular dyssynchrony with real-time 3-dimensional echocardiography: comparison with Doppler tissue imaging. J Am Soc Echocardiogr. 2007;20:1321–9.

12. Mor-Avi V, Yodwut C, Jenkins C, et al. Real-time 3D echocardiographic quantification of left atrial volume: multicenter study for validation with CMR. JACC Cardiovasc Imaging. 2012;5(8):769–77.

13. Lancellotti P, Moura L, Pierard LA, et al. European Association of Echocardiography recommendations for the assessment of valvular regurgitation. Part 2: mitral and tricuspid regurgitation (native valve diseases). Eur J Echocardiogr. 2010;11:307–32.

14. Tsang W, Lang RM, Krozon I. Role of real-time three dimensional echocardiography in cardiovascular interventions. Heart. 2011;97:850–7.

15. Anwar AM, Geleijnse ML, Soliman OI, et al. Assessment of normal tricuspid valve anatomy in adults by real-time three-dimensional echocardiography. Int J Card Imaging. 2007;23(6):717–24.

16. Gutiérrez-Chico JL, Zamorano JL, Prieto-Moriche E, et al. Real-time three-dimensional echocardiography in aortic stenosis: a novel, simple, and reliable method to improve accuracy in area calculation. Eur Heart J. 2008;29(10):1296–306.

17. Goldstein SA, Evangelista A, Abbara S, et al. Multimodality imaging of diseases of the thoracic aorta in adults: from the American Society of Echocardiography and the European Association of Cardiovascular Imaging: endorsed by the Society of Cardiovascular Computed Tomography and Society for Cardiovascular Magnetic Resonance. J Am Soc Echocardiogr. 2015;28(2):119–82.

18. Bleich S, Nanda NC, Hage FG. The incremental value of three-dimensional transthoracic echocardiography in adult congenital heart disease. Echocardiography. 2013;30:483–94.

19. Salustri A, Spitaels S, McGuie J, et al. Transthoracic three-dimensional echocardiography in adult patients with congenital heart disease. J Am Coll Cardiol. 1995;26:759–67.

20. Hage FG, Raslam S, Dean P, et al. Real time three-dimensional transthoracic echocardiography in congenital heart disease. Echocardiography. 2012;29:220–31.

21. Van der Zwaan HB, Helbing WA, Boersma E, et al. Usefulness of real-time three-dimensional echocardiography to identify right ventricular dysfunction in patients with congenital heart disease. Am J Cardiol. 2010;106:843–50.

22. Vettukattil JJ. Three-dimensional echocardiography in congenital heart disease. Heart. 2012;98:79–88.

23. Scheurer M, Bandisode V, Ruff P, et al. Early experience with real-time three-dimensional echocardiography guidance of right ventricular biopsy in children. Echocardiography. 2006;23(1):45–9.

第 3 章

经食管三维超声心动图概述

Ana García Martín, Teresa Segura de la Cal, Cristina Fraile Sanz

缩略语

AV	主动脉瓣
ECG	心电图
LA	左心房
LAA	左心耳
LV	左心室
LVOT	左心室流出道
ME	食管中段
MV	二尖瓣
PV	肺动脉瓣
RA	右心房
RV	右心室
TEE	经食管超声心动图
TTE	经胸超声心动图
TV	三尖瓣

A.G. Martín (✉) • T.S. de la Cal • C.F. Sanz
Cardiology Department, Hospital Ramon y Cajal, Madrid, Spain
e-mail: aggarciamartin@gmail.com

本章在线视频文件网址:https://link.springer.com/chapter/10.1007/978-3-319-50335-6_3

引言：三维 TEE 图像采集的一般建议

简介

三维超声心动图（3-dimentional echocardiography，3DE）与二维超声心动图（2-dimentional echocardiography，2DE）相比有许多优势，两者非常实用并可以互补。3DE 为临床提供不同心脏结构的不同空间信息、多重视角和切面。医生可以不用几何假设便获得心脏容积数据。

3D TTE 和经食管超声心动图（TTE）在临床工作中有几方面应用。3D TTE（前一章已讨论）通常用于心腔大小及心室容积评估，但是 3D TEE 在评价心腔内肿块、间隔缺损、瓣膜功能和形态等方面更为准确，在治疗决策制订和监测导管介入过程中也更为重要。

因此，3DE 可以帮助我们获得不同心脏结构的解剖及功能参数，在 2DE 信息基础上更加全面和完整。

图像获取

3D TEE 图像获取与 TTE 相似，基于相同的成像原理。总体来讲，有两种不同的方法获取 3D 数据。

－多心动周期 3D 成像：这种模式需要心电图（ECG）门控，基于创建一个单一的容积数据集，通过拼接 2~6 个心动周期的几个容积数据集成。

－实时 3D 成像：成像信息来自一个心动周期，形成一个金字塔形扫描数据而不需要心电图门控。需要注意的是，这种成像模式比多心动周期 3D 成像空间和时间分辨率更低。

在实际运用中，当前探头有 4 种不同的成像模式。

－窄角实时采集模式（实时 3D）：该模式可以获取不同维度金字塔容积数据，通常在单一平面上扇区大小不足以显示目标结构。

－放大（Zoom）模式（宽扇区）：该模式常常用于显示心脏瓣膜和其他微小结构，必须确定感兴趣区大小，图像可以根据标定结构进行方位旋转获得不同视角的图像（如瓣膜解剖结构的"正面观"）。

－全容积模式：该模式需要通过 4~8 个心动周期门控采集较宽的结构容积，通常>90°的扇角，而仍能保持较高的时间分辨率（帧频>30Hz）和空间分辨率。全容积成像可应用在较大结构图像采集，获得全心室容积并做离线分析，当图像拼接出现伪像时需要稳定规整的心律和适当屏气。最终的图像不是"实时"的。

－彩色多普勒模式:该模式将灰阶图像和彩色多普勒相结合,可应用在实时 3D 和全容积成像基础上,在瓣膜反流和分流性疾病中较有效。

与 3D TTE 相比,TEE 可以获得更加准确的异常彩色血流信号。

3D TEE 检查方案[1,2]

所有患者均实施系统全面的检查。但有些疾病需要不同的、非常规的及方案以外的切面[3]。切换到实时 3D 模式前需要获得感兴趣结构的优质 2D 图像,并调整增益以得到最佳图像,尽量避免增益过大和过小。

预先对感兴趣区结构的 2D 多平面 TEE 进行观察有助于 3D 图像采集,然后进行实时 3D(窄角)成像,也可根据结构成像需要选择全容积数据或放大模式及彩色多普勒[4]:

1.心腔:首先是食管中段(mid esophageal,ME)四腔心切面,获得全容积数据评估瓣膜疾病,特别是获得 LV 和 RV 的整体功能。

－ 左心室(left ventricle,LV)。
   - 0~120°食管中段切面。
   - 实时 3D 和全容积(离线分析)。
   - 容积和射血分数。

－ 右心室(right ventricle,RV)。
   - 0~120°食管中段切面。
   - 实时 3D 和全容积(离线分析)。
   - 容积和射血分数。

－ 左心耳(left atrial appendage,LAA)。
   - 90°食管中段切面。
   - 实时 3D 和放大(Zoom)模式采集"正面观"(离线或在线分析)。
   - 排除 LAA 内血栓。
   - 测量大小(矢状面、冠状面和横切面)。
   - 指导和监测介入操作。

2.二尖瓣(mitral valve,MV):3D TEE 是较好的检查 MV 的方法,不同成像方式都可以用来进行 MV 结构的精准评估。

－ 0~120°食管中段。
－ Zoom 模式:取样框必须包括 MV 全部结构。
   - 左心房(left atrium,LA)视角观(正面观):参考点是 LAA 和主动脉瓣

(aortic valve,AV),可以旋转图像使 AV 在 12 点钟位置(外科视角)。

• 从 LV 视角观(反面观):参考点是左室流出道(left ventricular outlet tract,LVOT)。

– 全容积(门控采集):该成像包含范围广,可观察整个 MV 装置。

– 全容积加彩色多普勒(门控采集):通过 PISA 法、缩流颈面积和血流流向定量 MV 返流的严重程度。

3.AV:

– 60°食管中段——短轴。

– 120°食管中段——长轴。

– Zoom 模式和全容积模式伴或不伴彩色多普勒。

– 瓣膜疾病、AV 瓣环大小测量、AV 瓣口面积、LV 流出道面积、AV 瓣环与冠状动脉开口之间的距离。

4.**房间隔**(Interatrial Septum,IAS):

– 60°~90°食管中段,旋转探头显示 IAS。

– Zoom 模式和全容积。

– 从 LA 或 RA 视角观察(正面观)。

– 复杂房间隔缺损和经导管封堵术。

5.**三尖瓣**(tricuspid valve,TV):

– 0~30°食管中段四腔心切面,旋转探头获得 TV 切面。

– 40°经胃切面。

– Zoom 模式和全容积伴有或不伴有彩色多普勒。

– TV 形态和功能评价。

6.**肺动脉瓣**(pulmonary valve,PV):

– 90°高位食管切面。

– 120°食管中段三腔心切面。

– Zoom 模式伴有或不伴有彩色多普勒。

– 从 RV 和肺动脉(pulmonary artery,PA)视角观察 PV(正面观)。旋转图像使 PV 前叶在 12 点钟位置。

7.**其他结构**:

双腔静脉平面。

– 90°食管中段切面。

– 中心静脉导管和起搏器导线的位置。是否有肿块、血栓或赘生物。

心腔和置入装置

LV

　　LV 检查包括大小、质量、整体和节段功能。因此，所有患者均应常规获取 2D、3D 的 TTE 和 TEE。

　　3DE 主要优势是不需要进行几何假设获取 LV 容积和射血分数。因此，3DE 是一种非常有价值的诊断技术，尤其是在心室几何结构比较复杂的病例[4]。3D 成像的其他优点包括不受透视缩短影响，有较高的准确性和可重复性[5]，且探头位置不变即可多平面成像。

　　3D 图像采集的重点是金字塔结构中要包含完整的 LV，在食管中段（ME，0~120°）切面获取实时或全容积图像。在不影响空间分辨率的前提下，最大限度地提高时间分辨率，确保合理准确地识别收缩末期[1]（图 3.1，视频 3.1）。

　　如果容积数据集中包含整个 LV，则可以通过 3D 量化软件对 LV 形态、容积定量评估以及整体和节段功能进行测量。这个半自动方法要求操作者沿着 LV 基底和心尖确定参考点，程序自动跟踪心内膜，并通过 3D 模型计算 LV 收缩末和舒张末容积，而无须进行几何假设[6]（图 3.2）。

　　在心内膜显示较差患者，可使用左心造影剂提高心内膜边界显示度。

　　LV 测量：

　　– LV 容积。

　　– 当图像质量较好，推荐 3DE 测量 LV 容积。

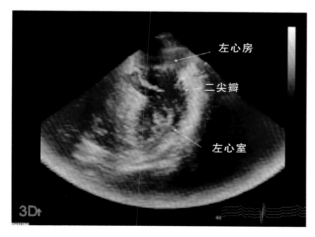

图 3.1　3D 全容积四腔心切面 LV 后处理。

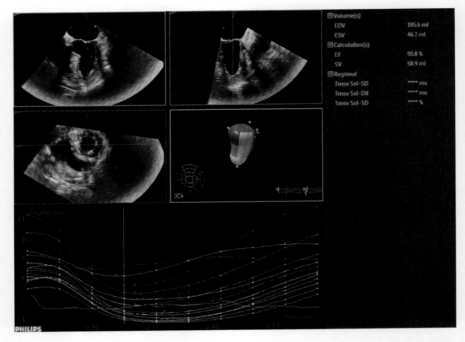

图 3.2   3D 全容积四腔心切面及离线后处理。该程序跟踪收缩末期和舒张期末期心内膜边界,无须几何假设计算容积、整体和局部功能。

- 半自动化定量软件以 MV 环和 LV 心尖为参考点进行边缘检测。
- 定量时应将 LV 乳头肌和肌小梁包含室腔内。
- LV 容积是心腔表面铸形重建后计算获得的。
- 在某些情况下,由于探头与 LV 距离问题,食管中段(ME)不能获得较好的 LV 肌小梁图像,这时可以尝试经胃切面。
- LV 整体和节段功能。
- 图像质量好的患者,射血分数测量有较好的可重复性,条件允许均应进行。
- 心内膜界面半定量算法可以跟踪心腔轮廓及其随心动周期的变化(可对心内膜边界进行人工校正)。
- 3D 数据可评估 LV 节段应变、同步性及室壁应力,但这些参数不作为常规测量。
- 3D TEE 作为 3D TTE 的补充,是计算 LV 收缩功能最常用的方法。
- LV 质量。
- 3DE 是唯一可直接测量心肌体积的可行方法,但目前依然没有充足的数据提供正常参考值。

－LV 质量评估可用于心室形状异常、局部或不对称肥厚患者,但尚无有效的参考值。

－LV 结构异常:

－3D TEE 图像可用于评价血栓、心室内肿块或室间隔缺损(3D 彩色血流图及视觉评估)。

RV

RV 是一个功能和结构复杂的心腔,其内部肌小梁较多、室内凸起结构及特殊的形态等给超声心动图成像提出了挑战[1,7]。

3D TEE 是一种可重复使用的诊断工具,可提供与参考标准(磁共振图像)有足够相关性的 RV 容积和射血分数的数据。但所有超声室均不常规使用 3DE 测量 RV。

完整的 RV 容积参数应该采用食管中段(ME)或剑突下切面,以确保包括整个 RV(图 3.3)。

RV 功能量化的常用方法包括容积半自动边界勾画法和圆盘法。容积半自动边

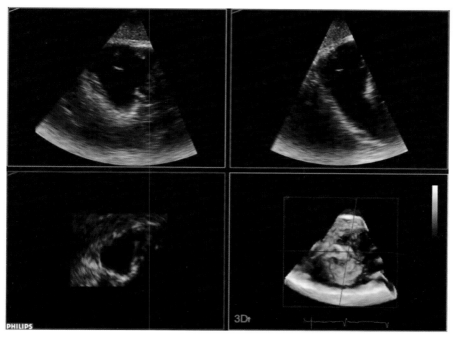

图 3.3　多平面重建 RV 图像,从剑突下切面获得 3D 全容积数据。

界勾画法可确定 RV 舒张期末和收缩期末容积及射血分数。

RV 节段功能可通过心腔 3 个主要部分来分析(心尖段、流入道和流出道)。

RA 和 LA

3D TEE 成像技术的发展与电生理和经皮置入技术的发展密切相关。3D TEE 可以非常理想地显示 LAA、肺静脉(PV)和 IAS[2]。

食管中段(ME)90°切面显示 LAA 和 MV 时,探头稍微顺时针旋转可理想地显示左肺静脉(LPV),Zoom 模式和窄角模式均可选择[1]。

食管中段(ME)切面顺时针旋转可以显示 IAS,从 LA 视角看 IAS,应使右上肺静脉(RUPV)位于 1 点钟位置;从 RA 视角看,上腔静脉(IVC)在 11 点位置。

食管中段(0~45°和 90°~135°)均可显示 LAA。多平面成像可以帮助获得有关 LAA 分叶的情况,通过放大模式可显示 LAA 开口。3D TEE 可以准确地分析 LAA 开口面积,有利于选择合适大小的封堵器装置(图 3.4)。

装置

3D TEE 在经皮导管介入手术中可为不同心脏结构和心内装置提供良好的定位和空间可视化影像。

在大多数心脏起搏器或植入式心脏转复除颤器患者中,通过 3D TEE 确定 RV 或 RA 导联位置以及三尖瓣反流[8]。起搏器或中心导管置入术常常出现血栓和赘生物等并发症,血栓通常位于 RA(RA 和上腔静脉连接处)。在双房切面或食管中段四腔心切面(焦点在右心)采用实时 3D 和 3D 放大模式可准确评估血栓等并发症,为显示更完整的图像,尽量采用双平面显像。

在双心室起搏器植入术中,3DE 可协助 LV 导联在冠状静脉内的定位。

MV

MV 的评估需要首先了解其复杂结构和功能。MV 的正常功能主要依赖于其每个组成部分,包括 MV 瓣叶、MV 瓣环和瓣下装置(腱索和乳头肌)的完整性和协调性工作。由于其复杂性,MV 完整成像是 3DE 技术最具有挑战性的应用之一,其可提供瓣叶功能受损机制及成功行外科 MV 修复术可能性等信息。

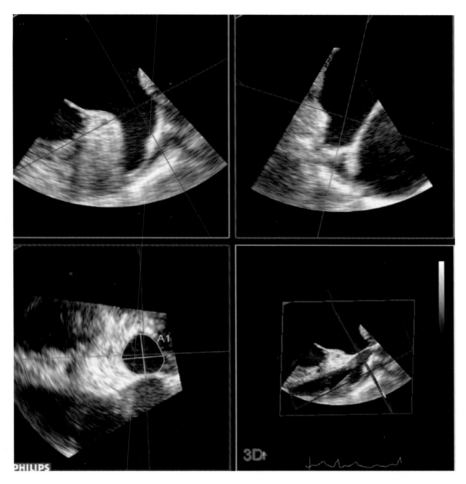

图 3.4　通过 3D Zoom 模式获取的 LAA 图像经过多平面重建模式测量 LAA 大小，有利于正确选择封堵器装置型号。

解剖

MV 瓣叶分为前叶、后叶，通过瓣环附着于左房室交界，瓣下腱索连接于乳头肌。

MV 后叶或壁侧瓣叶偏窄，但附着部周径较长，占据瓣环的 2/3。瓣叶游离缘分为 3 个扇区，从前外侧到后内侧瓣缘联合部 Carpentier 命名为 P1、P2 和 P3。MV 前叶或称主动脉侧瓣叶较宽大，呈四角形或半圆形，附着在瓣环的前 1/3，与 AV 的左冠瓣和无冠瓣相延续，MV 前叶与主动脉两个瓣叶之间的三角形区域构成心脏纤维三角,与室间隔膜部相邻。临床上 MV 前叶与后叶相对应也分为 3 个部分[10]。

MV 瓣环是非平面马鞍状结构,两个高点(峰)分别位于前侧和后侧(主动脉嵌入处和 LV 后壁),两个最低点(谷)位于中部和外侧。由于 MV 瓣环类似于双曲型抛物面,2DE 很难显示其几何形状[9],瓣环平行于一个坐标平面的所有截面都是双曲面,平行于另一个坐标平面的所有截面都是抛物面。

MV 瓣下装置包括腱索和乳头肌。MV 乳头肌束通常位于 LV 的前外侧和后内侧,因此左室心肌的任何损伤(如缺血性或扩张型心肌病)都可能导致 MV 功能障碍。

数据采集

3D TEE 无须操作探头即可得到较全面的可视化 MV 解剖结构,提高了临床检查效率。

2D 多平面模式 TEE 可以对 MV 装置进行初步检查,使用 2D TEE 在食管中段(ME)不同角度探查可以有效识别二尖瓣功能不全的主要机制和病因。

3DE 可使用多平面成像模式获得两个屏幕同时显示的双平面实时 2D 图像(图3.5)。第一幅图像是瓣膜的参考视图,通常在食管中段(ME)切面(可以评估 MV 和

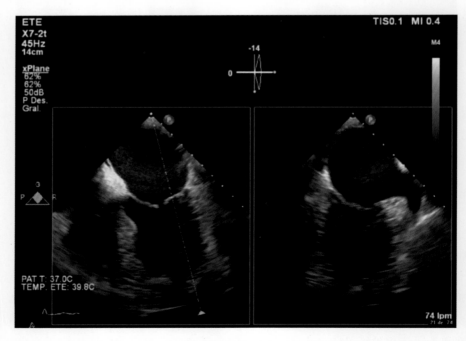

图 3.5 MV 多平面显示。左侧是实时图像,右侧图像随取样线位置变化而变化。

瓣下装置),第二幅图像或外侧平面是参考视图旋转 30°~150°的平面[1]。如果出现 MV 的功能障碍,一定要在该模式下观察其机制,加或不加彩色多普勒均可。

以上图像清晰显示后,即可以实施 3D 图像采集。为了获得高质量的 3D 图像,我们可以使用实时 3D 模式来优化增益设置,实时 3D 成像也可用于评估 LV 几何形状和乳头肌。同时,可通过增加 2D 参考图像的深度和聚焦获得实时 3D LV 图像来观察 MV 装置与 LV 壁的连续性。此外,在检查结束时可从经胃双腔心切面获得 MV 装置的实时 3D 图像,以评估乳头肌和腱索功能。

应用 3 种不同图像采集方式:实时 3D、全容积和 zoom 模式,得到金字塔容积来评估瓣膜整体 3D 结构。

3D zoom 模式可以聚焦、宽扇角地显示 MV 瓣环到乳头肌末端图像。选取 3D zoom 模式后,可以预览双平面原始图像,以及相应的正交图像(如同实时多平面模式),并在两个平面选择感兴趣区域。仔细调整 zoom 扇区盒子大小,在获得 MV 瓣叶、瓣环的前提下宽度应尽量减少,以提高时间分辨率,优化图像质量,以此获得金字塔状容积图像。

获得的体积必须重新调整评估 MV 结构,沿着 X 轴逆时针旋转 90°,从 LA 观察 MV(外科视图),或顺时针旋转 90°,从 LV 观察 MV 结构。另外,在 Z 平面逆时针旋转,使 AV 位于 12 点方向(图 3.6,视频 3.2)。

3D 数据集可以从多个角度进行观察,并在不同的平面上切割以勾画真实的最小 MV 孔径。

最后,在 3D 形态学中加入彩色血流多普勒,排除 MV 反流或狭窄[3]。3D 彩色多普勒可采用实时 3D 或多心动周期拼接全容积技术获得。由于实时 3D 模式彩色多普勒容积较小和帧频较低限制应用,推荐采用彩色全容积成像方式显示 MV。如前文所述,可以通过双屏同时显示彩色多普勒和 2D 图像,放大扇区应限制在感兴趣区域,将反流置于扇形中心,使探测区域(较大扇形)与帧率(高线密度图像)达到平衡,获得良好可靠的图像。

3D 彩色全容积数据集可以在不同的平面上旋转和切割,量化反流的起源,并估计出缩流颈和反流口面积(图 3.7,视频 3.3)。

根据 MV 检查指南,我们提出以下方法。

- 首先,在食管中段(ME)切面采用多平面模式作为起始,优化 2D 图像质量,然后使用实时 3D 模式改善增益背景以获得更好的 3D 图像,并评估 LV 解剖结构和瓣膜下装置。

- 使用双参考视图准备实时 3D zoom 采集模式。该双视图可以在 90°(两腔心切面)获取,第二个图像代表 120°正交图像(主动脉长轴切面)。

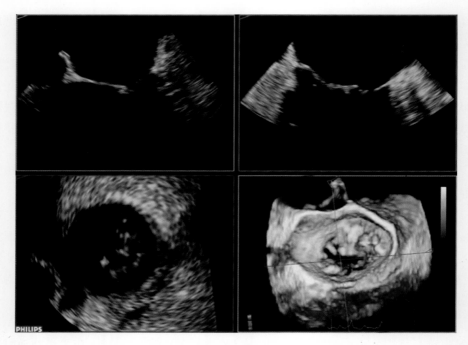

图 3.6   3D zoom 模式和 X 平面显示 MV。旋转图像从 LA 视角观察 MV,使 AV 位于 12 点钟方向。

– 使 MV 同时在双腔心切面及其正交平面的放大扇区内,获得实时 3D zoom 数据集。

– 采集数据后显示图像。沿 X 轴旋转使容积图像朝向检查者,从 LA 视角(外科视野)显示瓣膜,或者相反方向从 LV 视角显示瓣膜。最后,无论哪个角度显示 AV 均应放在 12 点钟位置。

– 最后,应在感兴趣的区域增加彩色血流多普勒来分析反流束或瓣膜狭窄。如果有以上问题,我们推荐采用实时 3D zoom 采集并叠加 3D 彩色血流多普勒以获得详细的信息。感兴趣的区域(如反流束)应该被同时放置在双屏幕图像的扇形中心。感兴趣区域应限于 MV 装置和彩色血流多普勒射流束区域以优化时间和空间分辨率。

应用

– 评估 MV 形态和病理。

– 为 MV 修复术制订手术策略、进行术中引导及评估术中并发症。

– 评估人工瓣膜,详细检查 MV 和任何合并存在的病理改变(瓣叶裂)。

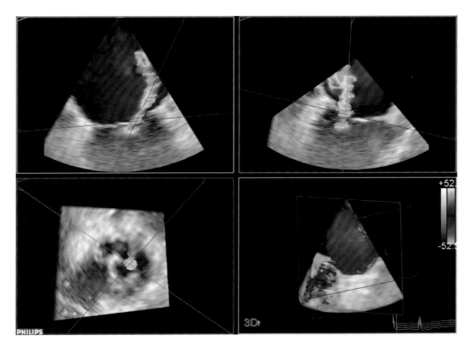

图 3.7　在 3D zoom 模式上添加 3D 彩色血流多普勒得到 MV 两个正交切面，评估 MV 反流起源、缩流颈宽度及反流口面积。

主动脉瓣、主动脉瓣环和主动脉根部

简介

由于经导管瓣膜置换术和新的人工主动脉的发展，主动脉瓣成像在过去几年中得到了广泛的关注。在许多疾病中，仅 TTE 显像是不够的，3D TEE 为瓣膜评估提供了较好的高空间分辨率图像，可明确病理机制，并辅助引导 AV 介入手术[11]。

主动脉的正常功能在很大程度上取决于它的每个组成部分的完整性，包括瓣膜及主动脉根部。AV 3D 数据集可以从不同角度可视化显示，无须从多个 2D 视图进行重建，就可以很容易地理解其与周围结构的相互关系。

解剖

AV 解剖和功能一直备受关注。如前文所述，AV 不仅仅是 3 个半月瓣，其在主动脉根部及 LV 的附着部位的瓣膜功能中发挥重要作用。主动脉根部包括主动脉窦和窦管交界处,因此这些结构的任何异常扩张都会导致瓣膜功能不全。

AV 与 LV 的结构连接往往呈椭圆形,大约 1/3 通过纤维连接或主动脉-二尖瓣幕连接于 MV 前叶,其余 2/3 连接室间隔。AV 在主动脉的插入部呈王冠状,3 个最高点位于窦管交界部,3 个最低点在 LV 与 AV 解剖连接部,在基底平面形成基底环。需要注意的是,真正的解剖主动脉环是位于窦管连接处和虚拟基底环之间的王冠状结构[12]。然而,在临床实践中基底环是超声检查测量的重点,称为主动脉环。

数据采集

首先应用 2D TEE 多平面模式对 AV 进行观察。AV 双平面显像通过食管上段切面不同角度(特别是 30°~120°)探查。事实上,利用 3DE 多平面模式可以简化以上观察,双平面可同时显示参考视图(通常在 30°)及其正交平面(120°)。因此,可以同时观察到 AV 的短轴和长轴,然后加入彩色血流多普勒排除 AV 功能不全的可能,明确其机制(图 3.8)。

一旦这些正交的 2D 视图被优化,即可使用实时 3D 模式来优化增益设置。然后采集金字塔容积结构,分析整个瓣膜而不仅是通过实时 3D 模式提供的近场信息。

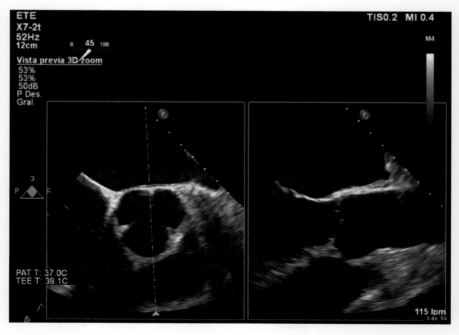

图 3.8　AV X 平面显像。左侧显示实时图像。调整取样位置获取右侧图像。

实时 3D zoom 模式可以采用聚焦、宽扇角模式显示 AV 和主动脉根部。选择 3D zoom 模式后即可显示双平面成像的参考图像和相应的正交图像(如同多平面模式)，并同时在两个平面将扇区(zoom 扇区)放在感兴趣区域上。为了使放大扇区位于选定的结构中心，需要使用设备中的控制按钮在正交平面(左边平面)中显示放大扇区。放大扇面宽度应尽量缩小，以获得瓣叶、主动脉瓣环，以及有冠状动脉口的主动脉窦部图像，特别是在经导管主动脉瓣置换术(transcatheter aortic valve replacement，TAVR)中[13]。最小化的扇区提供了更好的时间分辨率和图像质量。完成以上设置即可采集金字塔状容积数据。

图像采集后沿 y 轴顺时针旋转，显示从升主动脉视角观察 AV 或者逆时针旋转从 LV 流出道视角观察 AV。在任何情况下，无论从哪个角度看，右冠瓣均应位于下方[1](图 3.9，视频 3.4)。

对 3D AV 数据集实施后处理，可多角度分析，在不同平面裁剪，通过勾画测量解剖 AV 面积、主动脉瓣环、LV 流出道及近端主动脉。

为了明确诊断，可能需要进行 3D 血流评估，通过在实时 3D 或多心动周期重建全容量模式上叠加彩色多普勒实现。由于量化评价瓣膜功能障碍需要详细的数据，

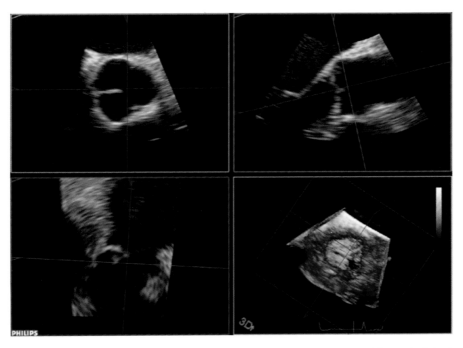

图 3.9　3D zoom 后 AV 的两个正交视图。在轴向校正后，可以对 AV 面积和瓣环面积进行追踪和量化。

因此建议采用多心动周期全容积采集模式。实时 3D zoom 模式从双平面同步显示 2D 及彩色多普勒图像开始,放大扇区应限于感兴趣区域,将反流束或射流束置于扇区中心。在瓣膜水平切割彩色多普勒信号显示缩流颈宽度[14](图 3.10,视频 3.5)。

综上所述,针对 AV 的检查我们提出以下方法:

– 首先,在食管上段采用多平面模式作为检查的第一步。参考图像在 30°(短轴视图),第 2 个图像为正交 120°(长轴视图)。优化 2D 图像质量,使用实时 3D 模式调整增益,以获得更好的 3D 图像和评估 AV 及其周围结构的相互关系(主动脉根部和二尖瓣–主动脉连接)。

– 接着,将 AV 置于短轴和正交切面的放大扇区中,获得实时 3D zoom 模式数据。可能需要通过设备的控制按钮将放大扇区置于正交平面上。

– 采集完后应显示容积图像。沿 y 轴顺时针旋转从升主动脉观察 AV,或逆时针旋转实现从 LV 流出道观察瓣膜。最终无论观察视角怎样改变,都应该使右冠瓣位于下方。

– 最后,应该对血流进行评估。一种方法是将彩色多普勒叠加到实时 3D 图像中,但为了获得更多的信息,建议使用 3D 彩色多普勒和实时 3D zoom 采集的叠加。

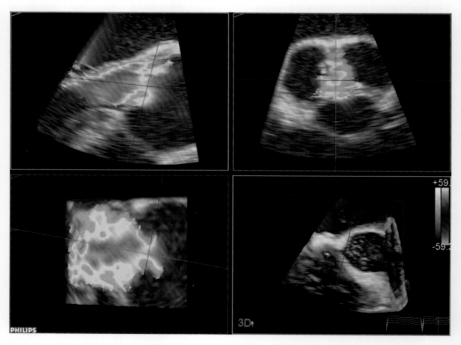

图 3.10 3D 彩色血流多普勒叠加 3D zoom 模式后 AV 的两幅正交图评估反流束和缩流颈宽度。

应用

- 评估 AV 形态和病理。
- 为 TAVR 手术制订计划、引导并评估术中并发症。
- 评估人工瓣膜，详细检查 AV 和任何合并存在的病理变化。

房间隔和静脉回流

解剖

LA 接受肺静脉及 LAA 血液回流，与 RA 共用房间隔。肺静脉通过肺静脉口回流入 LA，肺静脉解剖变异性较大，最常见的是双肺各两支肺静脉进入肺门。右上肺静脉位于上腔静脉后方，左肺静脉通过 Marshall 韧带与 LAA 分离。

RA 主要由 4 个部分组成：右心耳（right atrial appendage，RAA）、静脉部、前庭及与 LA 共用的房间隔。

房间隔是一个片状结构，分隔 RA 和 LA，RA 主要位于 LA 前方。房间隔前缘较凹陷，为升主动脉曲线，后缘较凸，下缘位于二尖瓣环上。

数据获取

3D TEE 能很好地评价房间隔及其相邻结构，因此 3D 图像不仅用于反映房间隔缺损的大小，还可显示缺损与周围结构的关系，指导经皮封堵术的实施。

由于不同的 3D TEE 模式各有优缺点，因此有不同的用途。实时 3D 与全容积相比，容积帧频高但 3D 扇区较小。在离线切割以前可通过 3D zoom 模式选择扇区，较好地显示房间隔正面观[15]。

3D TEE zoom 模式图像通常在 2D TEE 双房心切面采集。调整深度只采集房间隔左右侧，尽量避免周围结构遮挡房间隔。然后 90°上下旋转从 RA（图 3.11）或者 LA（图 3.12）视角观察房间隔。

3D 彩色全容积模式可以用于检查房间隔缺损处血流分流。

采集完后，3D 数据可以从多个角度进行观察，利用多平面重建工具进行分析，切割显示缺损的大小及其与周围结构的关系。

3D TEE 不能在单一视图中同时显示 4 条肺静脉。实时 3D 可能是观察肺静脉的最佳方法。从食管中段（ME）90°切面稍逆时针旋转，可以显示两条左肺静脉（图 3.13）。同一切面顺时针旋转显示整个房间隔，右肺静脉呈长轴显示。

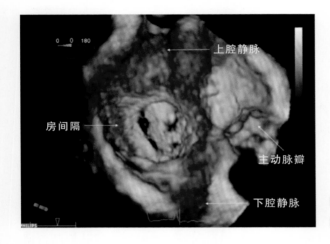

图 3.11　实时 3D 从 RA 视角观察房间隔及相邻关系。

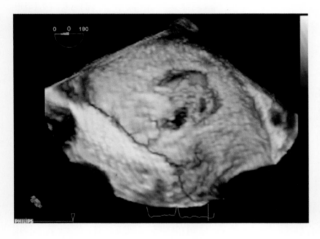

图 3.12　实时 3D 从 LA 视角观察房间隔，可测量房间隔缺损大小，以及其与周围结构的关系。

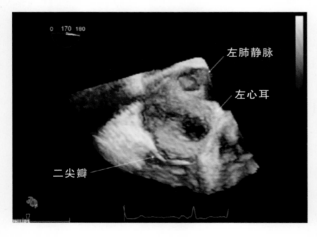

图 3.13　实时 3D 采集 LA。随后旋转可显示左肺静脉、左心耳及其与二尖瓣的关系。

PV

解剖

　　肺动脉根部复合体由肺动脉瓣叶、Valsalva 窦、瓣间三角及右室远端肌性漏斗部组成。PV 位于 RV 流出道上方、肺动脉主干下方、AV 偏左侧的前上方。正常情况下,PV 由 3 个半月瓣组成,根据与 AV 的关系分别命名为前瓣、右瓣和左瓣。

　　2DE 难以评估 PV,因为短轴视图很难显示肺动脉瓣,通常仅仅显示 2 个瓣叶。3D TTE 可以显示整个 PV 结构并可以评估 RV 流出道和主肺动脉。如果患者声窗较差则很难满意显示,因此 3D TEE 可以很好地成像 PV,但如果瓣膜位置偏前而且瓣叶纤细,同样有一定局限性。

数据采集

　　首先,应用 2DE 多平面对 PV 进行初步分析。TEE 探头可以定位在高位食管处 50° 左右。一旦瓣膜显示清晰即可进行实时 3D、全容积或 zoom 成像。接着,容积图像沿 X 轴逆时针旋转 90°,得到从肺动脉主干视角显示的瓣膜正面观。最后,通过 180° 旋转使前叶位于 12 点钟位置(图 3.14)。

　　为了评估肺动脉瓣的血流,可以通过彩色多普勒叠加全容积成像。感兴趣区应局限于 PV 及彩色射流束以提高帧率。利用多平面重建成像和裁剪技术对 3D 彩色数据进行分析,量化 PV 反流和狭窄程度。

　　虽然已经证实 3DE 可以评价瓣膜功能障碍的严重程度和机制, 但目前尚无证据支持常规使用 3D TEE 评价肺动脉瓣膜疾病[1]。

应用

　　– 评估 PV 的形态和病理。

TV

解剖

　　正常情况下,TV 比 MV 更接近心尖。TV 隔瓣附着点和 MV 前叶附着点之间区

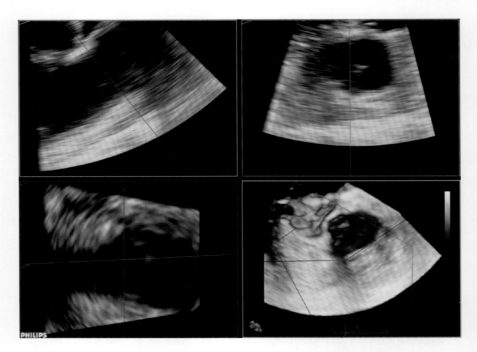

图 3.14　3D zoom 后肺动脉瓣的两张正交图。经轴向调整后，可对 PV 面积和瓣环面积进行追踪和量化。

域属于分隔右房左室的室间隔膜部。

　　TV 由纤维瓣环、瓣叶、瓣下腱索和乳头肌构成。

　　纤维环呈马鞍状，前后位是最高点，内外侧位是最低点。功能性 TR 反流患者中，瓣环沿右室游离壁扩大，变得更圆、更平[16]。

　　TV 根据其位置分为 3 个瓣叶：前瓣或上瓣、后瓣或下瓣及隔瓣。TV 前瓣面积最大，附着于瓣环的前外侧，隔瓣附着于室间隔，后瓣附着在瓣环的后侧。

　　TV 瓣下乳头肌的变异性较大，通常由两组乳头肌组成：最主要的前乳头肌和后乳头肌。每组乳头肌的腱索附着在 3 个瓣叶上。

数据采集

　　TV 的 3D 成像比较难，因为瓣叶较薄且位置靠前。

　　首先，TV 的初步成像应采用 2D 多平面模式。TEE 食管中段获取右侧心腔为主的切面，调整角度使 TV 成像最佳，通常为 0°。采集过程中，必须注意整个心动周期都应包括瓣环。其次，容积图像沿 X 轴逆时针旋转得到 TV 正面观。最后，无论从

RA 或 RV 视角观察，都应使房间隔位于 TV 下方，可通过旋转 45°图像得到[1]。3D 容积数据可以从多个角度进行观察，并在不同平面上裁剪，通过平面测量法来估计最小的真实 TV 孔径(图 3.15)。

　　彩色多普勒叠加全容积成像可以用于评价 TV 血流。感兴趣区大小应该局限在 TV 和彩色血流束上以优化帧频。3D 血流可采用多平面重建工具，定量反流束的起源，评估缩流颈宽度和反流口的面积。目前通过 3D TEE 定量评价 TV 反流的研究较少。

　　推荐常规采用 3D TTE 和 TEE 评估三尖瓣疾病[1]。

应用

- 评估 TV 和瓣环的形态和病理。
- 评估植入装置与 TV 的关系，如起搏器。
- 评估人工三尖瓣瓣膜。

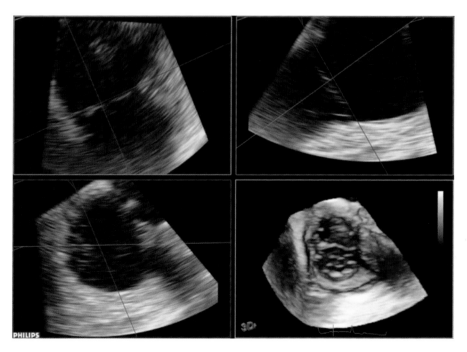

图 3.15　3D zoom 后 TV 的两个正交视图。调整取样线，可以用平面测量法测量最小真实的瓣口和瓣环大小。

3D TEE 在先天性疾病中的应用

先天性心脏病需要对心脏结构的空间关系进行详细分析，以了解心肌病的解剖学和生理学，从而制订正确的治疗方案。3D TEE 是很好的选择方案，3D 数据集可以展示 3D 视图，或者一系列多平面图像及来自不同视角的图像，因其可以不受限制地调整平面。此外，超声心动图的优点是无辐射，不需要离子对比剂，重复性好，以及便携性。但是它对某些特殊患者也有局限性，如严重肺动脉高压、严重低氧血症、先天性或获得性食管或气管疾病、口咽疾病或颈椎异常等可能不适合探头探查[17]。

3D TEE 检查的适应证包括：房室瓣膜疾病、房间隔缺损、室间隔缺损、复杂的心脏连接异常，以及引导先天性疾病的介入操作和外科手术[18]。

房室瓣

了解瓣膜的形态学和开闭机制至关重要。3D TEE 提供从心室或心房观的正面视图（外科视图），有助于外科医生制订手术计划。此外，全容量图像可以分析相关的房室间隔缺损。

对于 MV 而言，3D TEE 提供 MV 反流的可能机制、定位瓣叶脱垂和瓣叶裂（图 3.16）。对于 TV 而言，3D TEE 可以显示瓣叶缺失及更复杂的病例（如 Ebstain 畸形），十字交叉成像可以显示 TV 轴向旋转异常。

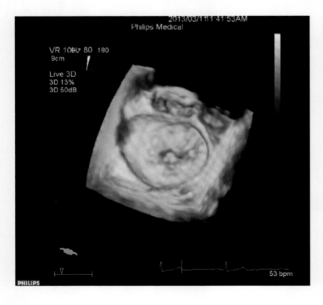

图 3.16　MV P2 脱垂实时 3DE。AV 在 MV 12 点位置。

对于半月形瓣膜,3D TEE 可用于鉴别病变机制,如瓣叶撕裂或穿孔,定量评估反流或狭窄。

房间隔缺损

TEE 最常用于房间隔缺损的评价。首先,判断房间隔缺损的分类(继发孔型、原发孔型、上腔静脉/下腔静脉型、冠状静脉窦型)。继发孔型房间隔缺损的检查应该包括是否适合经皮介入封堵手术,包括缺损大小、位置、形状和边缘。静脉窦型房间隔缺损 3D TEE 也可以帮助显示部分异位引流的肺静脉(图 3.17)。

室间隔缺损

通过 3D TEE 可以分析室间隔缺损的大小、数量、形状和准确位置,可以帮助制订正确的治疗方法,并引导外科手术或介入治疗。

复杂病变

3D TEE 显示的腔内空间结构为复杂先天性心脏病提供了更多有用的信息,如房室间隔缺损、右心室双出口。此外,3D TEE 可以很好地指导制订外科手术方案。

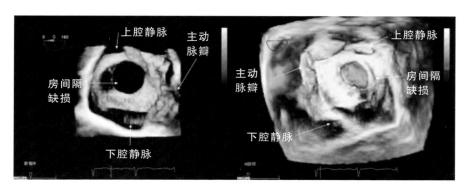

图 3.17　继发孔型房间隔缺损实时 3DE。左图:RA 视角观察房间隔缺损,注意观察缺损于上腔静脉、下腔静脉、主动脉处的边缘。右图:LA 视角观察房间隔缺损。

(李文华　王胰　译)

参考文献

1. Lang RM, Badano LP, Tsang W, Adams DH, Agricola E, Buck T, American Society of Echocardiography, European Association of Echocardiography, et al. EAE/ASE recommendations for image acquisition and display using three-dimensional echocardiography. Eur Heart J Cardiovasc Imaging. 2012;13(1):1–46.

2. Sudhakar S, Khairnar P, Nanda N. Live/real time three-dimensional transesophageal echocardiography. Echocardiography. 2012;29:103–11.

3. Hahn RT, Abraham T, Adams MS, Bruce CJ, Glas KE, Lang RM. Guidelines for performing a comprehensive transesophageal echocardiographic examination: recommendations from the American Society of Echocardiography and the Society of Cardiovascular Anesthesiologists. J Am Soc Echocardiogr. 2013;26:921–64.

4. Hung J, Lang R, Flachskampf F, Shernan SK, McCulloch ML, Adams DB, et al. 3D echocardiography: a review of the current status and future directions. J Am Soc Echocardiogr. 2007;20:213–33.

5. Shimada YJ, Shiota T. A meta-analysis and investigation for the source of bias of left ventricular volumes and function by three-dimensional echocardiography in comparison with magnetic resonance imaging. Am J Cardiol. 2011;107:126–38.

6. Monaghan MJ. Role of real time 3D echocardiography in evaluating the left ventricle. Heart. 2006;92:131–6.

7. Lang RM, Badano LP, Mor-Avi V, Afilalo J, Armstrong A, Ernande L, et al. Recommendations for cardiac chamber quantification by echocardiography in adults: an update from the American Society of Echocardiography and the European Association of Cardiovascular Imaging. Eur Heart J Cardiovasc Imaging. 2015;16(3):233–70.

8. Seo Y, Ishizu T, Nakajima H, Sekiguchi Y, Watanabe S, Aonuma K. Clinical utility of 3-dimensional echocardiography in the evaluation of tricuspid regurgitation caused by pacemaker leads. Circ J. 2008;72:1465–70.

9. Valocik G, Kamp O, Visser C. Three-dimensional echocardiography in mitral valve disease. Eur J Echocardiogr. 2005;6:443e454.

10. McCarthy K, Ring L, Rana B. Anatomy of the mitral valve: understanding the mitral valve complex in mitral regurgitation. Eur Heart J Cardiovasc Imaging. 2010;11:i3–9.

11. Lang RM, Tsang W, Weinert L, Mor-Avi V, Chandra S. Valvular heart disease: the value of 3-dimensional echocardiography. J Am Coll Cardiol. 2011;58(19):1933–44.

12. Muraru D, Badano L, Vannan M, Iliceto S. Assessment of aortic valve complex by three-dimensional echocardiography: a framework for its effective application in clinical practice. Eur Heart J Cardiovasc Imaging. 2012;13:541–55.

13. Jánosi R, Plicht B, Kahler P, Eißmann M, Wendt D, Jakob H, et al. Quantitative analysis of aortic valve stenosis and aortic root dimensions by three-dimensional echocardiography in patients scheduled for transcutaneous aortic valve implantation. Curr Cardiovasc Imaging Rep. 2014;7:9296.

14. Patrizio L, Christophe T, AndreCas H, Luis M, Bogdan A, Popescu BA, et al. European Association of Echocardiography recommendations for the assessment of valvular regurgitation. Part 1: aortic and pulmonary regurgitation (native valve disease). Eur J Echocardiogr. 2010;11:230–2.

15. Roberson DA, Cui W, Patel D, Tsang W, Sugeng L, Weinert L, et al. Three-dimensional transesophageal echocardiography of atrial septal defect: a qualitative and quantitative anatomic study. J Am Soc Echocardiogr. 2011;24(6):600–10.

16. Ton-Nu TT, Levine RA, Handschumacher MD, Dorer DJ, Yosefy C, Fan D, et al. Geometric determinants of functional tricuspid regurgitation: insights from 3-dimensional echocardiography. Circulation. 2006;114(2):143–9.

17. Flachskampf FA, Wouters PF, Edvardsen T, Evangelista A, Habib G, Hoffman P, European Association of Cardiovascular Imaging Document Reviewers: Erwan Donal and Fausto Rigo, et al. Recommendations for transoesophageal echocardiography: EACVI update 2014. Eur Heart J Cardiovasc Imaging. 2014;15(4):353–65.

18. Simpson JM, Miller O. Three-dimensional echocardiography in congenital heart disease. Arch Cardiovasc Dis. 2011;104(1):45–56.

第 4 章

瓣膜疾病的三维超声心动图诊断方案

José Luis Moya Mur and Derly Carlos Becker Filho

缩略语

AV	主动脉瓣
EROA	有效反流口面积
LA	左心房
LAA	左心耳
LV	左心室
LVOT	左心室流出道
MR	二尖瓣反流
MS	二尖瓣狭窄
MV	二尖瓣
PV	肺动脉瓣
RA	右心房
RV	右心室
TAVI	经导管主动脉瓣置入术

J.L. Moya Mur (✉) • D.C. Becker Filho
Cardiology Department, University Hospital Ramón y Cajal,
Carretera de Colmenar Km 9,100, 28034 Madrid, Spain
e-mail: joseluis.moya@salud.madrid.org

（扫描二维码，可查
看本章视频。）

TEE   经食管超声心动图
TTE   经胸超声心动图
TV   三尖瓣

引言

　　心脏瓣膜病是最常见的心脏疾病之一。二维超声心动图(2DE)是首选诊断方法。然而,众所周知的是,2D 超声心动图诊断瓣膜疾病有一定的局限性。3D 超声心动图(3DE)可以克服这些局限性,并提供有关瓣膜解剖、功能和严重程度等方面的重要诊断信息。

主动脉瓣

　　3DE 在评估主动脉瓣和主动脉根部时,提供了一个真实和详细的解剖"瓣膜复合体"。这包括主动脉窦、瓣叶和瓣叶纤维交界三角[1]。主动脉瓣通过冠状动脉的有无来区别:左冠瓣、右冠瓣和无冠瓣(图 4.1)。主动脉根部包括了支持主动脉瓣的左室流出道(left ventricular outlet tract,LVOT)的一部分,下至主动脉瓣环,上至窦管交界处。Valsalva 窦是从瓣叶插入窦管连接处的根部扩张区域[2]。

　　3D TTE 和 3D TEE 的检查非常相似,但是 3D TEE 成像质量更好。

　　图像采集　　3D TTE 获取主动脉瓣的主要方法是胸骨旁切面和较小角度的心

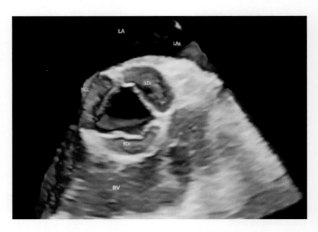

图 4.1　正常主动脉瓣的 3D TEE。收缩时从主动脉正面看。可见 LA、RV、LAA、左冠瓣(LCc)、右冠瓣(RCc)及无冠瓣(NCc)。

尖切面。3D TEE 使用高位食管平面。两种模式中的任何一种都是基于 2D 短轴或长轴视图，通过实时 3D 或局部放大或全容积方法，获得良好的主动脉瓣图像（见第3章）。

　　为了进行详细的检查，我们采用能包括整个瓣膜的双平面局部容积放大模式（提高空间分辨率），使用多心动周期成像（增加时间分辨率）。应用位移和裁剪工具来确保获得整个主动脉的适当容积，然后记录。重要的是采集图像前要包括解剖标志（如房间隔），并确保足够高的帧频。多次记录并分析最佳储存图像。

　　需要记住的是，使用 3D 彩色多普勒时获得的图像时间分辨率较低。为了定位彩色射流束在瓣口中的位置，取样容积必须包括整个瓣口（取样容积通常较大）。我们可以观察到射流束位置，但是由于帧频较低，我们无法对射流进行准确的分析。一旦找到射流束位置，可使用较小的 3D 容积（聚焦于射流束位置）以获得更高的时间分辨率，更精准地测量缩流颈和采用 PISA 法分析。

　　分析和测量　在计算机或工作站上，我们必须使用裁剪和位移工具，在短轴切面中显示主动脉的多个连续水平。主动脉瓣可以从主动脉和 LV 两个角度看到。从主动脉的角度可更好地评价瓣膜的形态，从 LV 可见瓣下隔膜和瓣下梗阻[3]。3DE 可以更好地分析主动脉根部的病理性改变，并提供与其他结构空间关系的附加信息，如 LVOT 和二尖瓣环[3]。2DE 由于假设 LVOT 为圆形，低估了其面积，而 3DE 可获取主动脉瓣（长轴和短轴）的多平面图像，显示了 LVOT 的真实情况[3]。声窗受限时，即使是正常人，利用 3D TTE 分析主动脉瓣也是困难的事情。TTE 和 TEE 的彩色多普勒模式可进一步提高主动脉瓣分析的准确性[3]。

主动脉瓣狭窄

　　解剖　主动脉瓣狭窄的主要原因是先天性（二叶式畸形）及退行性改变。随着人口老龄化，退行性主动脉瓣狭窄成为最常见的原因 [4]。3D 评价主动脉瓣狭窄较2DE 能更好地了解病变的解剖结构、病因、大小和位置。

　　严重程度　主动脉瓣面积的计算是主动脉瓣狭窄分析的关键参数之一。在指南中速度和压力梯度是评估严重程度的标准[5]，相对于 2DE，3DE 没有提供速度和压力梯度测量的更多额外信息。

　　然而，3D TTE 和 TEE 可以更好地根据收缩期主动脉瓣开口面积评估狭窄严重程度[6]，直接测量勾画或通过连续性方程估算开口面积。在任何情况下，当面积小于1cm² 时，视为重度。

　　可以通过以下方式测量：

　　– 直接测量或勾画。使用 3D TTE 或 TEE，获得聚焦放大的主动脉瓣图像（尽可能多的心动周期采集）。使用切割工具进行分析,选择收缩期大动脉短轴平面主动脉瓣最小面积进行测量(图 4.2,视频 4.1)。也可以使用多切面工具选择收缩期面积较小的平面测量 (图 4.3)。然后用设备或工作站的专用工具测量主动脉瓣口面积(图 4.2 和图 4.3)。使用 3D TTE 也可以获得主动脉瓣口图像。3D TEE 有助于更准确地评估主动脉瓣口的形态和血流通过的较小孔口[7]。3D TEE 采集、分析和测量与 3D TTE 相同。

– 根据连续性方程进行计算。3D 超声心动图在主动脉瓣狭窄计算中的一大优势是通过连续性方程, 对 LVOT 面积进行较为精确的测量。在 2DE 测量中, 假设 LVOT 的形状为圆环形,与真实面积有一定偏差[8]。获取和测量 LVOT 面积的方法类似于评估主动脉瓣面积,但使用较低的平面(图 4.4)。

– 主动脉瓣面积也可以通过 3D TTE 测量每搏量除以时间速度积分(通过主动脉瓣口的连续多普勒)来计算。这种测量的精度优于其他 2D 测量方法。

3D TEE 进一步提高了主动脉瓣口面积评估的准确性,严重狭窄选择经皮介入治疗方法时,对手术过程的指导尤其重要。其他附加评估也可以采用 3DE,如 LV 球形指数、LV 质量、LV 3D 应变。在不久的将来,这些分析可能有助于我们确定主动脉瓣狭窄治疗的最佳时机。

主动脉瓣关闭不全

解剖　主动脉瓣关闭不全主要是由二叶主动脉瓣、老年退行性变(钙化)、风湿或马方综合征和主动脉环扩张等异常引起的。还有一种主动脉瓣关闭不全,即人工瓣周漏。这种情况发生在手术和经皮介入手术后[9]。

严重程度　3D 超声心动图在评估主动脉瓣关闭不全严重程度中的作用在于解剖细节、EROA 的计算、反流体积(尤其是偏心性反流)、反流分数和缩流颈的评估。

– 有时,舒张期反流口的评估类似狭窄瓣口(图 4.5)。

– 最近有研究表明,缩流颈横截面积也可以预测严重程度。这是反流口远端射流最窄的部分,刚好在反流汇聚区下方。该方法的局限性在于,存在多个反流束或反流形状不规则时,2DE 对缩流颈的评估会导致误差, 而 3D 超声能够更精确地重建缩流颈区域(图 4.6)[10]。

要测量缩流颈的面积,必须使切割线对准反流方向,而不是主动脉瓣的解剖方向,并像主动脉瓣狭窄一样测量开口的面积,但应在舒张期。

EROA 是通过血流汇聚法获得。既往 2DE 测量 EROA>0.30cm² 被认为是严重

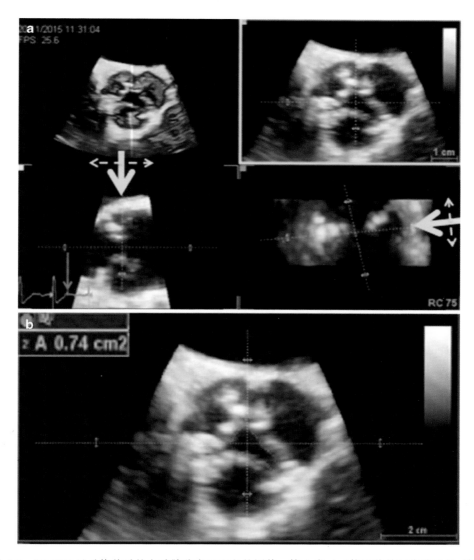

图 4.2 3D TEE 显示修剪后的主动脉狭窄口面积的评估。第 1 步：(a)使用裁剪和位移工具，移动切割平面(黄色)以获得主动脉瓣短轴的良好图像，收缩期冻结。第 2 步：小心地上下移动切割平面(虚线箭头)，以选择主动脉瓣口面积最小的平面。第 3 步：测量面积(b)。该例患者测得面积为 0.74cm²。我们建议从获取的 3D 数据中切割得到的 2D 平面上进行测量，而不是直接在 3D 图像上进行测量。2D 估计面积受增益变化影响较小。

的主动脉关闭不全[10,11]。缩流颈宽>0.6cm 被认为是严重的关闭不全[11]。也可通过 3DE 测量缩流颈的面积。EROA>0.32cm² 表明主动脉瓣严重关闭不全[10]。

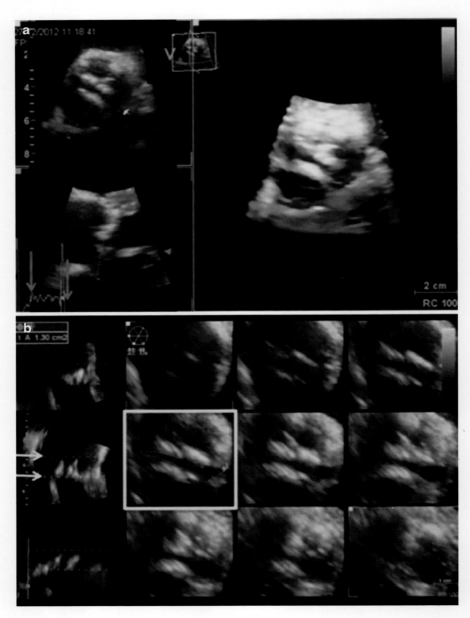

图 4.3　3D TTE 用多层工具评估二叶式主动脉瓣狭窄的狭窄口面积。第 1 步：如图 (a) 所示。第 2 步：我们现在必须使用"多层面"工具来描绘瓣膜区域 (箭头)，这样就可以获得瓣膜短轴 (9 个平面) 的连续平面 (b)。第 3 步：在这 9 个平面中，选择瓣口面积最小的一个 (黄框)。第 4 步：测量面积 (b)。

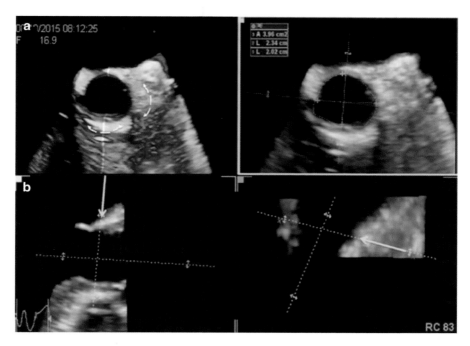

图 4.4　使用 3D TEE 切割模式评估 LOVT 大小。步骤 1：(a)如图 4.2 所示,聚焦在 LVOT 短轴的收缩期图像。步骤 2：如图 4.2 所示。步骤 3：测量前后径、侧-侧径和 LVOT 面积(如下文)。我们建议旋转为正交平面(白色和绿色,曲线箭头所示),以准确定义瓣膜插入的位置。

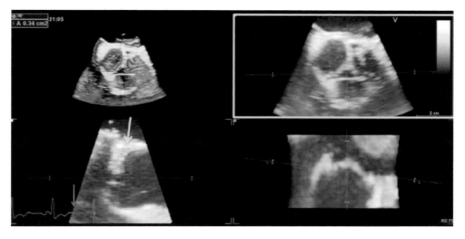

图 4.5　评估主动脉瓣反流口面积的 3D TEE 解剖学检查。该方案与主动脉瓣狭窄面积的估算方法相同,但要在舒张期冻结图像(红色箭头所示)。在这种情况下,反流口面积为 0.34cm²。

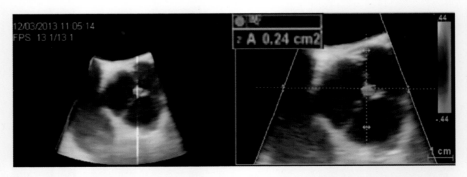

图 4.6　3D TTE 彩色模式通过对缩流颈的分析,评估主动脉瓣反流严重程度。图 4.6 要遵循的步骤同图 4.3,切割平面必须沿着彩色射流的方向,而不是主动脉瓣解剖方向。

二尖瓣

二尖瓣病变是最常见的瓣膜病之一。3DE 可以全面了解瓣膜解剖,避免 2DE 中的一些问题[12,13]。

图像采集[3]　3D TTE 观察二尖瓣的主要方法是心尖切面和胸骨旁切面,3D TEE 主要是食管上段平面。利用垂直于二尖瓣环的超声容积,获得最佳图像,使用实时、局部放大(图 4.7)或全容积可以获得良好的 3D 成像。对于解剖学评估,遵循与主动脉瓣相同的建议。

对于 3D 彩色多普勒分析,我们将使用一个包括整个瓣膜的容积来定位二尖瓣反流。但是,应选择一个较小的容积(包括反流射流),以实现更高的时间分辨率,并对缩流颈和 PISA 进行更详细的分析。

分析和测量　通常"外科视角"从心房的正面定位图像,主动脉瓣位于图像的上部,左心耳位于左侧,二尖瓣位于中间(图 4.7)。使用位移和切割工具,我们能够分析瓣叶、具体的病理性改变位置,并量化瓣膜功能障碍的严重程度。

二尖瓣狭窄

二尖瓣狭窄(MS)仍然是一个常见的临床难题。大多数病例是由风湿性瓣膜病引起的。目前最常见病因是退行性改变,以及二尖瓣环钙化。

解剖　3D TTE 和 3D TEE(图 4.8,视频 4.2)可以对整个二尖瓣装置进行完整的解剖评估。与 2D 分析相比,3D 分析可以更好地评估受影响/钙化区域的位置和范围[14],无论是在瓣环水平还是在瓣叶、腱索水平,这对于评估二尖瓣成形术和其他术式至关重要。采用 3D 图像的 Wilkins 评分,在评价瓣膜形态方面,观察者内和观

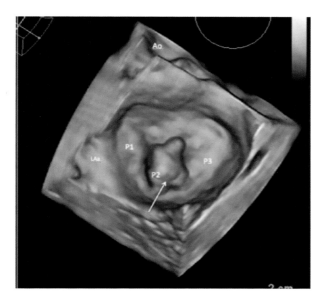

图 4.7　二尖瓣的 3D TEE 评估。从左房俯视二尖瓣正面,可以看到 P2 的脱垂,主动脉在二尖瓣上方、左心耳在二尖瓣左侧。

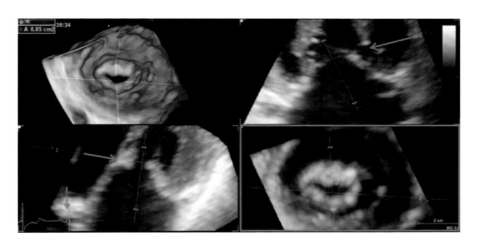

图 4.8　3D TTE 显示了切割后二尖瓣狭窄口面积的评估。步骤 1:使用切割和位移工具,应移动切割平面(绿色箭头)以获得二尖瓣短轴在舒张时冻结的良好图像。步骤 2:必须小心地上下移动切割平面以选择二尖瓣口面积最小的平面。步骤 3:测量面积。该例测量面积为 0.85cm²。

察者之间有很高的一致性。

　　严重程度　2D 评估 MS 存在一定的局限性:基于压力半降时间评估二尖瓣口面积在很大程度上取决于血流动力学状态;二尖瓣解剖瓣口面积的勾画受平面方

向的限制。3DE 评估 MS 严重程度主要依赖于二尖瓣面积测量。使用切割工具(图 4.8,视频 4.2)或多层面工具(图 4.9,视频 4.3)的 3D 重建可在风湿性狭窄或退行性二尖瓣狭窄[14,15]瓣口的顶端选择二尖瓣最小开口的最佳平面[14,15]。根据目前指南,如果发生症状性 MS 和 MV 面积<1.5cm² 即可进行二尖瓣干预治疗。

二尖瓣反流

了解和理解二尖瓣解剖结构和二尖瓣反流(MR)的机制[16],以及反流的严重程度,是选择治疗策略的关键因素。

解剖   瓣环径可以直接测量。瓣叶的形态必须进行评估,如瓣叶组织冗长和过度运动、腱索断裂、瓣叶运动受限、瓣叶穿孔或与瓣叶相连的肿块或赘生物。从心室面可以精确地观察瓣下结构的状态。为了排除心肌收缩力的改变需重点评估乳头肌插入部位和收缩期位移。3DE 评估反流性二尖瓣的形态优于多平面 TEE[12]。

必须明确 MR 的机制。首先应该区分器质性和功能性 MR,前者是由固有的解剖异常引起的,后者发生在形态正常的瓣膜中,由于瓣环扩张或一个或两个乳头肌牵拉受限所致。Carpentier 分类被广泛应用,将二尖瓣反流分为 4 组(表 4.1)。

从左房俯视二尖瓣正面(图 4.7),可以精确定位解剖和功能变化[3](图 4.10,视频 4.4)。为了获得更好的位置和进行反流定量,我们建议遵循图 4.11 所示的方案。

严重程度   根据几项研究比较, 对 MR 严重程度定量分析,3D TEE 是一种比

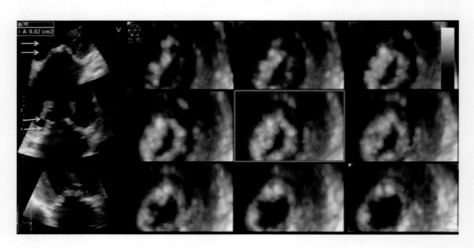

图 4.9   3D TTE 用多层工具评估二尖瓣狭窄口面积。步骤 1:如图 4.8 所示。步骤 2:使用"多层面"工具,界定一个瓣膜区域(黄色箭头所示),从而获得短轴(9 个平面)的连续平面。步骤 3:在这 9 个平面中,我们必须选择瓣口面积最小的平面(绿色方框)。步骤 4:测量面积。

表 4.1 二尖瓣反流机制的 Carpentier 分类

瓣叶运动	类型	机制	功能性/器质性
正常	ⅠA	瓣环扩张	功能性
	ⅠB	瓣叶缺损	器质性
增强	ⅡA	腱索冗长	器质性
	ⅡB	腱索断裂	器质性
	ⅡC	乳头肌冗长	器质性
	ⅡD	乳头肌断裂	器质性
减弱	ⅢA	瓣缘联合和腱索融合	器质性
	ⅢB	瓣叶牵拉受限	功能性

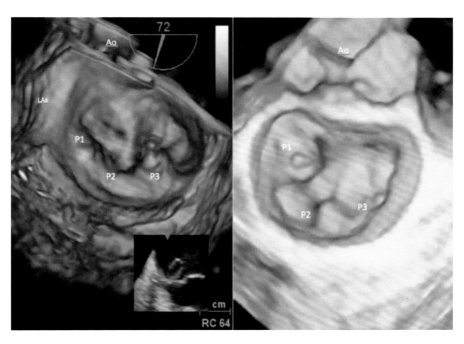

图 4.10 收缩期从心房俯视二尖瓣两个瓣叶正面的 3D TEE。(a)在 P3 区可以看到膨出处破裂。(b)可以看到前瓣缘联合处附近的 P1 膨出。

2D TEE 更精确、重复性更好的工具[17,18],其测量值与心脏磁共振数据具有很高的相关性。通过 PISA 测量或直接平面测量的 2D 分析通常低估了 MR 的严重性,因为它需要一些几何假设,如把有效反流口认为是圆形,而实际是椭圆形的。在量化功能性 MR 时,这种局限性更严重(图 4.12)。

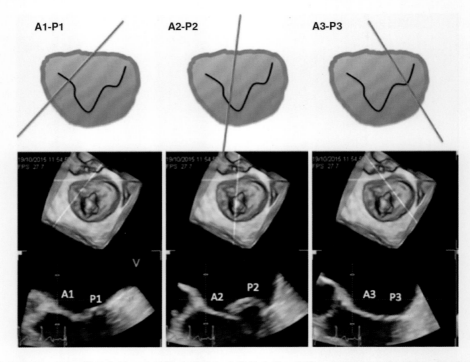

图 4.11　3D TEE 详细分析二尖瓣瓣叶形态和功能的方案。步骤 1：首先从左心房获得二尖瓣的正面视图。步骤 2 至 4：2D 平面必须垂直于瓣口关闭线，在 A1–P1、A2–P2 和 A3–P3 之间。如图所示，这些平面并不平行。该方案可以逐一确定各瓣叶的形态和功能。

　　3D TEE 的彩色多普勒图像可以通过直接平面测量和 3D PISA 定量手动测量有效反流口面积。3D 彩色多普勒图像可以使超声心动图通过两个正交平面来选择最佳平面来测量真正有效的反流口，穿过瓣口反流射流方向（不是解剖方向）（图 4.13，视频 4.5）。一旦选择正确的平面，彩色多普勒面积与反流口相对应，而不需要几何假设。该方法比 2D 间接定量法更精确、重复性更好。目前反流口面积定量严重程度的分级尚无统一标准，但反流口面积>0.4cm²，提示为重度。

三尖瓣

　　三尖瓣与二尖瓣有一定区别。

　　图像采集　与二尖瓣不同，3D TTE 比 3D TEE 诊断三尖瓣更有优势。如果 2D TTE 图像质量好，3D TTE 可以获得很好的三尖瓣图像（图 4.14）。三尖瓣比二尖瓣距离探头远，使用 3D TEE 很难获取垂直于三尖瓣的平面，因此，3D TEE 结果有时不

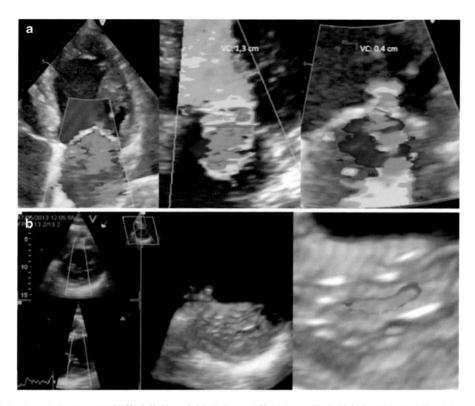

图 4.12 2D 和 3D TTE 评估功能性二尖瓣反流。(a)使用 2DE，缩流颈大小因平面而异。(b)3D 超声心动图可以获取从 LV 视角反流口的正面图，反流口不是圆形而是取决于瓣边缘对合的情况。3D TTE 可以在不依赖几何假设的情况下，评估非圆形的缩流颈的面积。

理想。

　　3D TTE[3]中，三尖瓣可以从胸骨旁、心尖和剑突下切面进行探查，建议使用通过2D 获得最佳图像质量。三尖瓣狭窄和三尖瓣反流的分析、测量方案类似于二尖瓣（图 4.15 和图 4.16），但是关于其严重程度评估的参数信息较少。

人工瓣膜

　　3D TTE 和 TEE 是检查正常和异常人工瓣膜最精确和最完善的诊断工具[19,20]。3DE 显示人工瓣膜与自体瓣膜的方案相似，另外还需考虑以下两个主要因素：①TEE 显示人工房室瓣的心房面是必要的；②即使用 TEE，主动脉瓣的内部结构也很难评估。

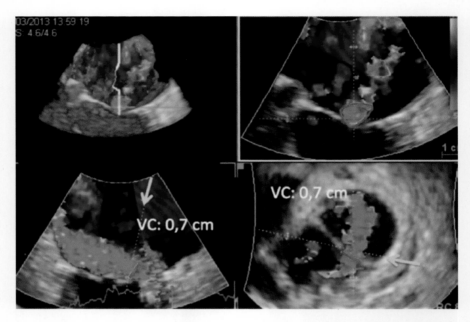

图 4.13   3D TEE 分析人工二尖瓣反流中的缩流颈。要遵循的步骤与图 4.12 中的步骤类似，但裁剪平面必须在收缩期冻结，沿着彩色射流方向，而不是瓣膜解剖方向。

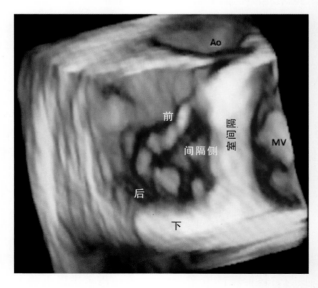

图 4.14   3D TTE 从 RV 俯视正常三尖瓣的正面图(Ao，主动脉瓣;MV，二尖瓣)。

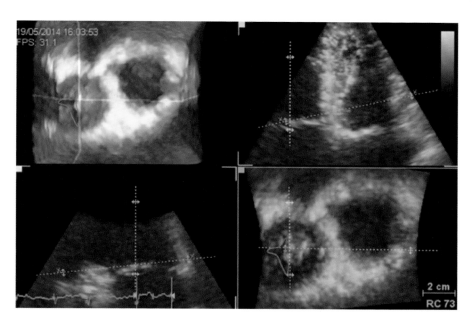

图 4.15 功能性三尖瓣反流口的 3D 解剖评估方案。与二尖瓣狭窄或二尖瓣反流面积的评估方案相似。

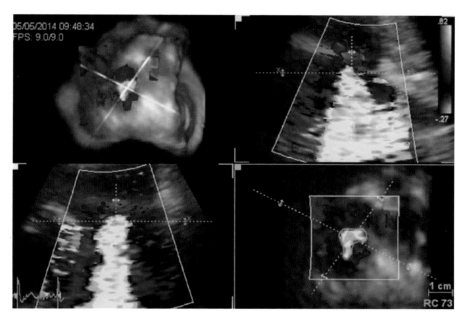

图 4.16 3D TTE 彩色多普勒通过缩流颈分析评估功能性 TR 的严重程度。类似于图 4.19,但沿着彩色射流的方向,而不是解剖方向。

通过 3D TTE 或 TEE 可以确认正常瓣叶的舒张和收缩期运动。3D 彩色多普勒图像可显示人工瓣膜瓣架内的生理性反流。正常人工瓣膜瓣不能出现瓣周反流。

人工瓣膜狭窄 人工瓣膜狭窄可由不同的原因引起。第一，相对于心脏大小和体表面积人工瓣膜偏小。第二，纤维组织（血管翳）逐渐积聚、血栓的形成（尤其是在机械瓣中），以及少见的人工瓣膜心内膜炎。

3D TTE 和 3D TEE 可以很容易地检测二尖瓣人工机械瓣狭窄瓣叶运动受限（图 4.17），但主动脉人工机械瓣难以检测。由于机械瓣强回声瓣环遮挡，很难观察到主动脉机械瓣内部情况。因此，尽管使用 3D TEE，但有时很难清楚检测到人工瓣正常或异常运动（图 4.18）。在这种情况下，可使用透视或 CT。

血栓表现为局限性团块，动度不一。血管翳是围绕瓣环的稍强回声团块，通常会覆盖缝合点（图 4.19）。通过分析 2DE 或 3DE 检测主动脉人工瓣是否存在小的团块是比较困难的。在这些情况下，我们建议采用 2D 和 3D TEE 彩色多普勒，由彩色射流位置确定瓣膜开口的区域。此外，由彩色血流分布所勾勒的血流缺损区域与 CT 检测的血栓形成区域相匹配（图 4.18）。

人工瓣膜反流 病理性人工瓣膜反流可分为人工瓣膜内（继发于退变、血栓或心内膜炎）或瓣周漏，通常是由于手术缝线自发或感染性开裂所致（图 4.20）。

3D TEE 在量化瓣周反流中是非常有用的，它提供了很好的图像来理解潜在反流机制[20]，而且可测量瓣膜解剖开口、缩流颈的大小（图 4.21）和通过 PISA 测量的有

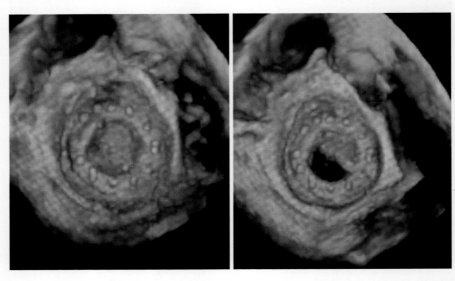

图 4.17 二尖瓣人工瓣膜功能不全的 3D TEE。从 LA 正面看收缩期和舒张期的人工瓣，清楚地看到圆盘没有完全打开。

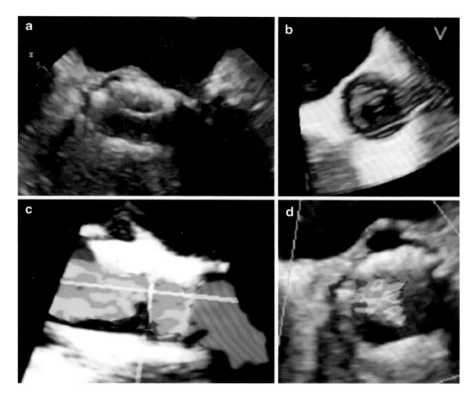

图 4.18　主动脉瓣人工生物瓣狭窄的 3D TTE:2D TTE(a) 和 3D TTE(b) 成像提供人工瓣内部信息很少,关于狭窄原因的信息更少。而长轴(c)和短轴(d)3D TEE 彩色多普勒较有价值。彩色血流区域界定了瓣口开放区域,且彩色血流分布所勾勒的血流缺损区域与 CT 检测的血栓形成区域相匹配。

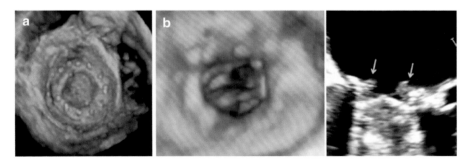

图 4.19　两种不同二尖瓣人工瓣的 3D TEE。从 LA 正面看:(a)正常二尖瓣人工瓣缝线清晰可见。(b)二尖瓣人工瓣伴血管翳,可见小孔洞,缝合点消失,连续的 2D 平面显示覆盖整个人工环的强回声组织(由马德里 La Paz 医院 F.Dominguez Melcon 医生提供)。

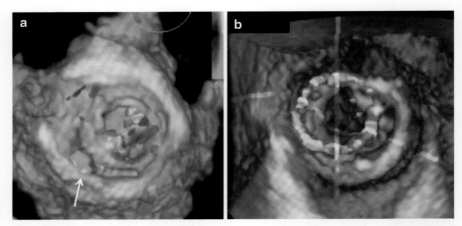

图 4.20 两种不同二尖瓣人工瓣在收缩期的 3D TEE 彩色多普勒。(a) 人工瓣周围有一处渗漏。(b)二尖瓣人工瓣伴血管翳的病例,瓣架内可见反流。

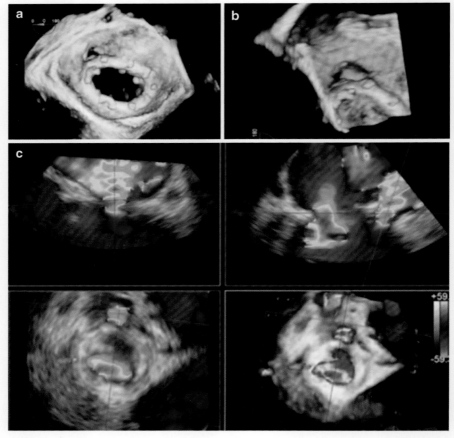

图 4.21 3D TEE 在人工瓣环中的应用。(a)放大显示左心耳附近有一处渗漏。(b)具有更高空间分辨率的聚焦 3D 显示开口部位。(c)利用彩色多普勒显示可以测量该水平的缩流颈面积。

效反流口。使用其他常规的技术可能更具有挑战性。此外,发现多处瓣周漏并不罕见;在这种情况下,2D 超声检查很困难。当有 3D TEE 时,瓣周反流也可以用半定量的方法测量(反流面积与人工瓣瓣周面积的比例),如果占 10% 以下,则为轻度;如果占 20% 以上,则为重度。

由于以上原因,3D TEE 是评估瓣周漏的首选诊断手段, 对制订和指导外科或经皮介入治疗具有重要的作用。

致谢　感谢 Pablo Pastor 和 Alejandra Carbonell 的合作。

(刘学兵　李文华　王胰　译)

参考文献

1. Veronesi F, Corsi C, Sugeng L, et al. A study of functional anatomy of aortic – mitral valve coupling using 3D matrix transesophageal echocardiography. Circ Cardiovasc Imaging. 2009;2:24–31.
2. Messika-Zeitoun D, Serfaty JM, Brochet E, et al. Multimodal assessment of the aortic annulus diameter: Implications for transcatheter aortic valve implantation. J Am Coll Cardiol. 2010;55:186–94.
3. Lang RM, Badano LP, Tsang W, et al. Guidelines and standards EAE/ASE Recommendations for image acquisition and display using three-dimensional echocardiography. J Am Soc Echocardiogr. 2012;25:3–46.
4. Roberts WC, Ko JM. Frequency by decades of unicuspid, bicuspid, and tricuspid aortic valves in adults having isolated aortic valve replacement for aortic stenosis, with or without associated aortic regurgitation. Circulation. 2005;111:920–5.
5. Vahanian A, Alfieri O, Andreotti F, Antunes MJ, Barón-Esquivias G, Baumgartner H, Borger M, et al. Guidelines on the management of valvular heart disease. Eur Heart J. 2012;33:2451–96.
6. Gutierrez-Chico JL, Zamorano JL, Prietro-Moriche E, et al. Real-time three-dimensional echocardiography in aortic stenosis: a novel, simple, and reliable method to improve accuracy in area calculation. Eur Heart J. 2008;29:1296–306.
7. Goland S, Trento A, Iida K, et al. Assessment of aortic stenosis by three-dimensional echocardiography: an accurate and novel approach. Heart. 2007;93:801–7.
8. Khaw AV, Von Bardeleben RS, Strasser C, et al. Direct measurement of left ventricular outflow tract by transthoracic real time 3D-echocardiography increases accuracy in assessment of aortic valve stenosis. Int J Cardiol. 2009;136:64–71.
9. Mihara H, Shibayama K, Jilaihawi H, Itabashi Y, Berdejo J, Utsunomiya H, et al. Assessment of post-procedural aortic regurgitation after TAVR: a intraprocedural TEE study. JACC Cardiovasc Imaging. 2015;8:993–100.
10. Sato H, Ohta T, et al. Severity of aortic regurgitation assessed by área of vena contracta: a clinical two-dimensional and three-dimensional color Doppler imaging study. Cardiovasc Ultrasound. 2015;13:24.
11. Lancellotti P, Tribouilloy C, Hagendorff A, et al. Recommendations for the echocardiographic assessment of native valvular regurgitation: an executive summary from the European association of cardiovascular imaging. Eur Heart J Cardiovasc Imaging. 2013;14:611–44.
12. Macnab A, Jenkins NP, Bridgewater BJ, et al. Three-dimensional echocardiography is superior to multiplane transoesophageal echo in the assessment of regurgitant mitral valve morphology. Eur J Echocardiogr. 2004;5:212–22.
13. Faletra FF, Demertzis S, Pedrazzini G, Murzilli R, Pasotti E, Muzzarelli S, Siclari F, Moccetti T. Three-dimensional transesophageal echocardiography in degenerative mitral regurgitation.

J Am Soc Echocardiogr. 2015;28:437–48.

14. Chu J, Levine R, Chua S, et al. Assesing mitral valve area and orifice geometry in calcific mitral stenosis. A new solution by realtime three-dimensional echocardiography. J Am Soc Echocardiogr. 2008;21:1006–9.

15. Schlosshan D, Aggarwal G, Mathur G, Allan R, Cranney G. Real-time 3D transesophageal echocardiography for the evaluation of rheumatic mitral stenosis. JACC Cardiovasc Imaging. 2011;4:580–8.

16. Zamorano J, Fernandez-Golfin C. Comprehensive 3D echocardiography assessment of mitro-aortic valvular physiology. Are we ready? Eur Heart J Cardiovasc Imaging. 2013;14:1021–2.

17. Little SH. Three-dimensional echocardiography to quantify mitral valve regurgitation. Curr Opin Cardiol. 2012;27:477–84.

18. Plicht B, Kahlert P, Goldwasser R, Janosi RA, Hunold P, Erbel R, Buck T. Direct quantification of mitral regurgitant flow volume by real-time three-dimensional echocardiography using dealiasing of color Doppler flow at the vena contracta. J Am Soc Echocardiogr. 2008;21:1337–46.

19. Lazaro C, Hinojar R, Zamorano JL. Cardiac imaging in prosthetic paravalvular leaks. Cardiovas Diagn Ther. 2014;4:307–13.

20. Arribas-Jimenez A, Rama-Merchan JC, Barreiro-Pérez M, Merchan-Gómez S, Iscar-Galán A, Martín-García A, Nieto-Ballestero F, Sánchez-Corral E, Rodriguez-Collado J, Cruz-González I, Sanchez PL. Utility of Real-Time 3-Dimensional Transesophageal Echocardiography in the Assessment of Mitral Paravalvular Leak. Circ J. 2016;80:738–44.

第 5 章

三维超声心动图评估心腔大小、容积及功能

Alejandra Carbonell San Román, Rocío Hinojar Baydés, Covadonga Fernández-Golfín Lobán

引言

在评价每个超声心动图时,心腔大小及功能的评估是至关重要的。作为左心室功能(left ventricular function,LVF)指标的左心室射血分数(left ventricular ejection fraction,LVEF)在心脏疾病的临床治疗中是重要的、起决定作用的预后参数之一。因此,为了评价 LVF,这些参数的准确测量极其重要。虽然二维超声心动图是标准评价的重要组成部分, 但在心腔容积及功能的准确测量方面仍然有许多限制。近 10 年来,三维成像技术的出现使超声技术发生了革命性变化。技术方面的不断改进避免了基于 2D 成像的几何假设,实现实时容积成像,提高了测量心腔大小及功能的准确性。随着 3DE 数据采集的简洁化及整个心脏实时成像能力的提高,这项技术被越来越多地用于临床常规检查。

左心室容积及射血分数的评估

3DE 已成为评估 LVF 的方法之一。与 2DE 及心脏磁共振(cardiac magnetic

A.C.S. Román • R.H. Baydés (✉) • C.F.-G. Lobán
Cardiology Department, University Hospital Ramón y Cajal,
Carretera de Colmenar Km 9,100, 28034 Madrid, Spain
e-mail: rociohinojar@gmail.com

本章在线视频文件网址:https://link.springer.com/chapter/10.1007/978-3-319-50335-6_5

resonance，CMR）相比，3D 技术避免了几何假设，提高了评估 LV 容积、肿块及 LVEF 的重复性和诊断的准确性[1-3]。2DE 在正常情况下评价心腔的几何假设是可行的，但心室发生严重形变时结果不准确[4,5]，此时准确评估 LVF 显得尤为重要。已证实通过 3DE 定量评估 LV 容积及 LVEF，尤其是心室腔变形时比 2D 更准确，重复性及可靠性更显著[6]。探头位置的微小变化产生不同的 2D 切面，从而影响连续测量，重复性和可靠性降低。新型软件能半自动化识别心内膜，自动计算容积及 EF 值，减少了观察者间的差异性[7]，但这些算法仍然需要改进，以避免观察者对心内膜边界进行校正，导致产生误差。相比 CMR 技术，无论是手动还是半自动的心内膜识别均会低估 3D LV 容积[8]。尽管如此，3DE 评估 LV 容积依然是评估心脏功能的首选[3]，其可重复、快速、可靠的优势是毋庸置疑的[9-12]。经胸 3D 超声心动图（transthoracic echocardiography，TTE）能够在心尖 3D 数据集中检测 4 个心腔，全自动识别心内膜边界，量化 LV 容积和 EF 值。

3DE 因声窗差或心房纤颤而造成图像质量差。由于肋骨的干扰，3D 探头大小也会干扰图像质量[13]。尽管声窗受限，3DE 声学造影仍有助于测定 LV 容积和减少操作者间的差异性[14-15]。

采集方案

已证实 3D TTE 评估 LV 容积及 EF 是有效且可靠的方法。3DE 以心电门控采集全容积为标准获取几个心动周期的整个 LV 容积，在顺序采集中 3DE 将不同的子容积组合在一起，形成一个大的金字塔体积，提供完整的 LV 容积信息，这种方法在心房纤颤或心律失常时受限，尤其是不能进行短暂屏气的患者，会出现拼接伪像。LV 全容积也可仅需一个心脏周期完成图像的采集[16,17]，使采集时间缩短并减少伪像，提高结果的准确性。全容积数据必须保证完全获取整个心室，同时比较 2DE 的两个正交平面。当心室发生严重扩张或扭曲，需要使用宽角多心动周期数据集及较高的时间和空间分辨率来获取（图 5.1，视频 5.1）。使用专用软件可在机或脱机分析 LVF。

数据后处理快速且使用方便，耗时 1~2 分钟。不同的软件分析方法稍有差异。首先，操作者确定舒张末期和收缩末期时相（飞利浦 3D 系统 QLab，或者 Echo View 版本 5.4 TomTec），确定心内膜，以及二尖瓣平面和心尖位置的参考点（图 5.2 和图 5.3）。为避免透视缩短确保两个正交的前-后和内-外侧切面经过 LV 长轴。设置约 10 个点，确定前壁、下壁、二尖瓣环内侧和外侧及心尖。系统自动跟踪每帧三维数据集的心内膜边界。软件设计了基于舒张末期最大值和收缩末期最小值的容积动态变化过程的容积-时间曲线，自动计算 LVEF（视频 5.2）。与 CMR 相比，

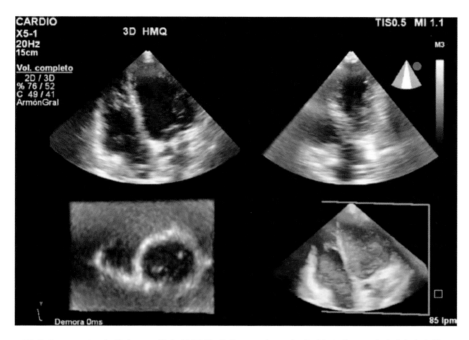

图 5.1　3D LV 容积和 EF 的定量图像采集。4 腔、2 腔、短轴观和 3D 容积同时成像。

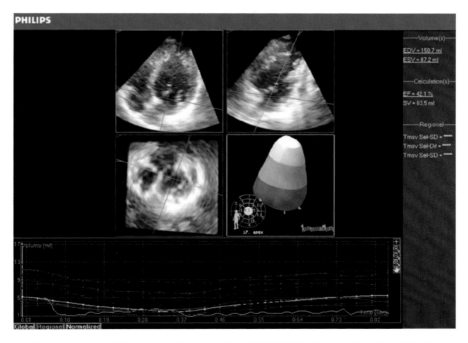

图 5.2　3D LV 定量软件(Lab,Philips)。3D 容积多平面重建的 4 腔、2 腔和短轴平面。

3DE 成像往往低估 LV 容积[8,10,11]，因为 CMR 勾画心内膜时包含了肌小梁，而 3DE 不包含肌小梁，但这两种方法计算 LVEF 没有差异[10,11]。随着超声技术的不断发展，最新软件可自动定量 LV 体积和 EF（图 5.4、图 5.5 及视频 5.3），当然也可手动操作（图 5.6）。

　　所有分析都依赖于良好的图像质量，因此获取 3D 数据集之前，应清楚地显示心内膜。同时在四腔及两腔心切面显示基底段侧壁、基底和中间段前壁心肌可能比较困难，当至少有两个心肌节段不能充分显示时，应调整探头位置或屏气，确保获取理想图像。让患者缓慢吸气和呼气，有利于显示心内膜，识别后立即获取 3D 数据集。如果仍未跟踪到心内膜边界，可在 3D 数据集中提取 2D 图像进行手动校正，这是一个耗时的过程，但能确保 3D 信息的准确性和可重复性。相比 CMR 技术，实时3DE 中超声造影可以提高成像效果，均优于非增强 3DE 和 2DE[14,15]。

右室容积及射血分数的评估

　　RV 的特殊形状不能采用 2DE 的几何假设得到正确的容积和功能。没有一个

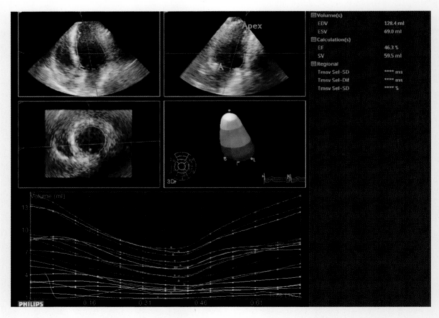

图 5.3　与图 5.2 为同一幅图像，显示以二尖瓣和心尖为参考点的心内膜追踪。

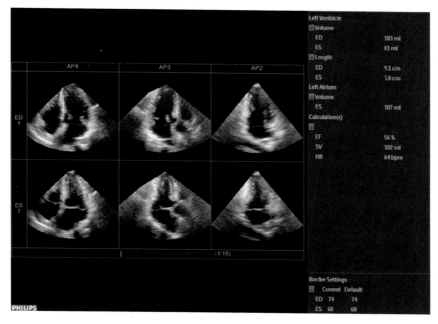

图 5.4　3D 容积采集，自动选择舒张末期和收缩末期时相，自动追踪心内膜。显示两个时相 4 腔、2 腔和 3 腔图，以及定量数据(心脏模型，Philips)。

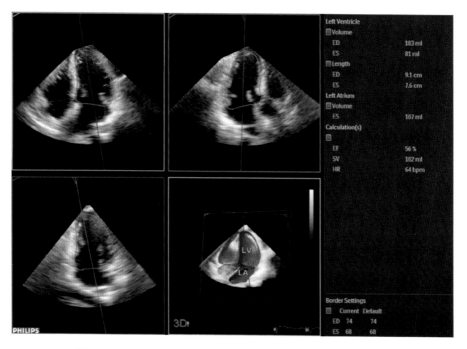

图 5.5　2D 平面和 3D 容积自动计算 LV 和 LA 容积，以及 EF。

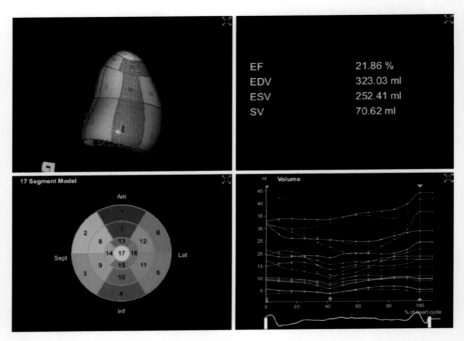

图 5.6　3D LV 容积和 EF 自动定量及结果(Siemens)。显示 3D 容积、牛眼图、定量数据和节段容积-时间曲线。EF,射血分数;EDV,舒张末期容积;ESV,收缩末期容积;SV,每搏量。

3D 几何模型能表达其形状,但 3DE 可以准确表达 RV 形态。研究已经证实,RV 的大小和功能在评估诊断和预后中有重要意义[18,19],同时压力或容积负荷变化能够影响其几何形状、体积及室壁厚度。

2DE 仅在心尖四腔观评估 RV 容积[3]。3DE 的发展实现了解剖真实的 RV 重建。RV 复杂的几何形状可以通过任意的定向切割观察其三大主要结构:三尖瓣流入道、心尖肌小梁部和 RV 流出道。

3DE 不但具有解剖显示优势,同时改进了 RV 大小和功能的定量评估[20]。虽然 RV EF 本身并不能直接评价收缩功能,但它可反映 RV 心肌收缩和负荷关系。实时 3DE 测量准确且重复性好,与 CMR 结果显著相关[22],尤其是 RV 腔扩大时[23,24]。3D 测量会低估 RV 容积,但 EF 结果与 CMR 测量一致性好。由于 RV 位于胸骨后声窗受限,TTE 图像质量仍然存在一些问题。TEE 包括经胃底切面检查,可为评估 RV 提供更多准确的信息。

分析也是学习的过程[23],这可能会影响结果的重复性[23,25]。单心动周期全容积采集 3DE 是一种有效的方法[26],通过全自动算法来优化心内膜边界检测[27]。无论手动或自动心内膜边界勾画,RV 心尖区致密的肌小梁是产生误差的主要原因。目前有两种不同的方法量化 RV 容积,一种基于手动跟踪 6~10 个平行 RV 横截面[28]的 3D 盘式求和法,一种是 RV 分析的特定软件。后者基于半自动轮廓检测,在 3 个主要切面的舒张末期和收缩末期勾画心内膜。追踪整个收缩期 RV 心内膜建立 3D 模型,计算舒张末期和收缩末期容积,得到动态的 RV 容积–时间曲线和 EF(图 5.7,视频 5.4)[29]。与经 CMR[30]确定的参考值进行验证,3DE 往往低估容积和 EF,特别是在 RV 容积较大时[31]。3D 盘式求和法重建 RV,受到潜在测量误差的限制,特别是基底流入道和流出道,因为三尖瓣和 RV 流出道很少位于同一平面上。尽管如此,实时 3DE 基于大数据集建立的正常参考值,具有更高的准确性和可重复性,即容积半自动边界检测方法,是评估 RV EF 的推荐方法[3]。3DE 评估 RV EF 的局限性包括负荷依赖性、心室间变化影响室间隔运动、声窗受限和心律失常。

心房和间隔缺损的评估

心房容积和功能的评估

左心房(left atrial,LA)大小和功能的变化是临床决策的关键,已经证实,其是几

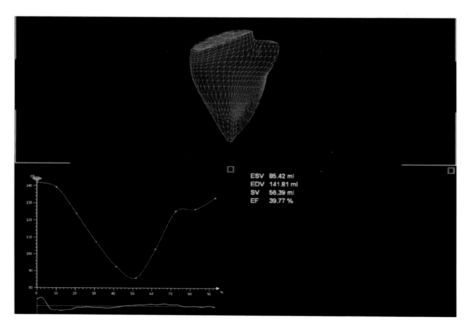

图 5.7　3D 容积定量分析 RV 容积和 EF。显示 3D 容积、定量数据和容积–时间曲线。

种心血管疾病长期预后和生存的独立预测因子[32,33]。由于 LA 非对称性增大和重塑，LA 容积测量比线性测量评估 LA 大小具有更高的准确性[34]。2DE 评估 LA 容积依赖于几何假设，与 CMR 和心脏 CT 相比，它会低估 LA 大小。3DE 已经克服了 2D 技术的不足，使测量 LA 具有较高的重复性，可与 CMR[35,36]相媲美。此外，与 2DE 相比，实时 3DE 对容积变化的敏感性更高，对 LA 功能评估更准确[37]，且重复性更好[38]。前述的半自动算法即使在房颤患者中也可获取 LA 容积[39]。最近研发的软件可以对 LA 容积进行特殊的自动定量，类似于定量 LV 分析（图 5.8）。此外，3DE 通过对整个心脏周期中 LA 容积随时间有显著性差异变化的分析[40]提供 LA 的功能信息。

    TEE 是评估左心耳（left atrial appendage，LAA）的主要影像学手段（图 5.9 和图 5.10）。3D TEE 可以显示 LAA 特殊的三维形状，有助于鉴别血栓和梳状肌[41]。几项研究证实，实时 3D TEE 更准确地评估 LAA 孔的真实大小（图 5.11）。实时 3D TEE 与 CT 测量高度相关[42,43]，而 2D TEE 通常会低估 LAA 孔面积[44]。在经皮封堵 LAA 之前，必须通过 2D 尤其是 3D 成像获得一些重要测量结果，下一章将会阐述[45]。

    3D TEE 观察 RA 解剖结构为制订经导管消融心律失常的方案和术中引导提供了重要信息[46]。由于 TEE 探头靠近 RA，高质量的图像为消融手术保驾护航。3D 放

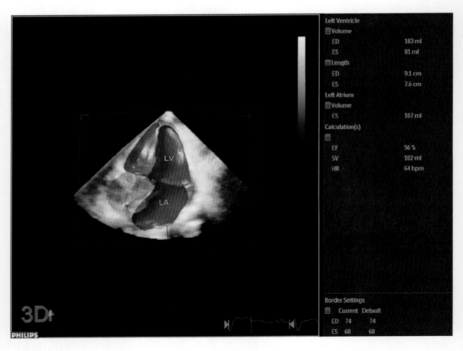

图 5.8　在 3D 容积采集中，专用软件自动定量 LA 3D 容积（Heart Model，Philips）。

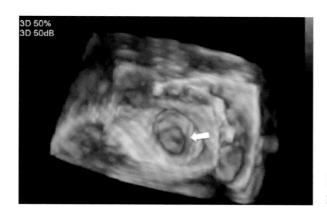

图 5.9　3D TEE 放大的 3D 图像显示 LAA(箭头所示)。

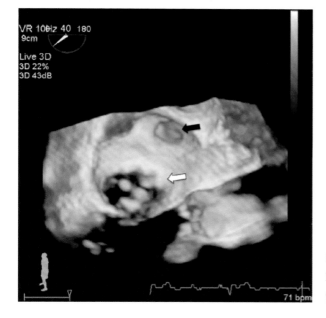

图 5.10　实时 3D TEE 图像显示 LAA(黑色箭头所示)和二尖瓣(白色箭头所示)。

大图像需从 4 腔心切面获取,需要足够大的金字塔数据集包含整个 RA,使用自动裁剪功能,将心房前半部切除,任意切割去除感兴趣区外的多余结构。实时 3D TEE 能够连续显示 RA 结构,捕获理想的图像实施采集和测量[46]。与 CMR 成像相比,3DE 测量 RA 大小也具有准确性和可重复性[47]。

房间隔的评估

3D TEE 具有独特的优势从 LA 面观察房间隔,使用实时 3D、3D 放大、3D 全容

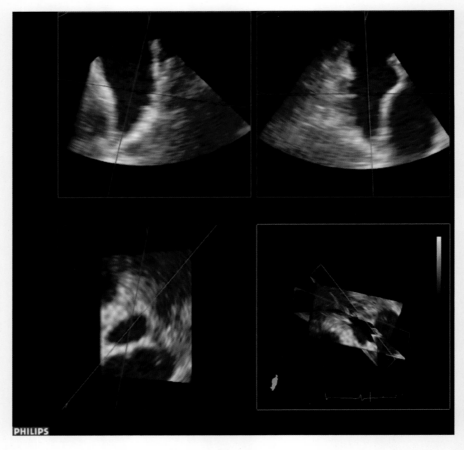

图 5.11 3D TEE 放大图像中多平面重建 LAA。

积评估其完整性和周围的相关结构。3D TEE 准确评估房间隔解剖结构,包括卵圆孔未闭和卵圆窝膨胀瘤的大小及范围。房间隔缺损的评估将在另一章中详细描述。

异常肿块及其表现

心脏肿块的鉴别诊断是非常广泛的,原发性和继发性心脏肿瘤不常见,心内血栓或赘生物比较常见。3DE 的主要优点是能够提供心脏结构的直视图,实时 3D TEE 比 2D TEE 以更真实的方式成像[51],在描述心脏内肿块的大小、类型、表面特征、活动度、位置,以及与周围结构的空间关系方面更为准确[48-50]。心脏异常肿块的活动度、表面结构和形变等特殊特征可能有助于鉴别诊断。目前美国超声心动图指南也认可 3DE 评估心内肿瘤的价值[52]。

自发显影及心脏血栓

出现自发显影表示血栓形成的风险增加,尤其在 LAA 中。实时 3DE 能够显示自发显影,不过在这种情况下它的优势仍未确定。

相反,实时 3D TEE 不仅能够识别腔内血栓的存在,而且可以确定其大小和确切的附着位置[53],是在心脏结构还是静脉导管上(图 5.12、图 5.13 和图 5.14,视频 5.5)。3D TEE 的应用可扩展到监测无回声区的大小及范围,评估抗凝治疗效果[54]。此外,3D TEE 评估 LAA 血栓时,可以成像一个不规则形状的 LAA 直视图,两个正交的平面可以获得一个实时 3D 数据集进行进一步分析。这对于遇到双叶 LAA 时鉴别血栓和肌小梁是非常重要的。

感染性心内膜炎

2DE 是诊断心内膜炎的首选方法,具有良好的敏感性和特异性[55]。实时 3D TEE (图 5.15)可以鉴别赘生物的数量、大小[56-58],估计可能的栓塞风险[59]。准确诊断并发症(如腱索断裂、瓣叶穿孔或瓣周脓肿[60,61]),特别是在评估人工瓣膜心内膜炎的人工瓣开裂或瓣周漏等复杂病例时[62,63],可以优化临床治疗方案。与 TTE 和 TEE 相比,实时 3D 的另一个主要优势是能够获得瓣膜的解剖直视图,呈现外科视野,为制订手术计划和评估瓣膜修复提供详细的信息(图 5.16 和图 5.17,视频 5.6)。因此,3DE 应该是 2DE 的有力补充。鉴于 3D 帧频较低,可能会影响小的赘生物检测[64]。推荐实时 3DE,因其空间分辨率相对较高,有利于显示赘生物快速且不规律的运动。

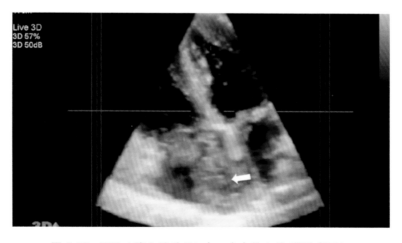

图 5.12　3DE 4 腔心显示 RA 内一个大的血栓(箭头所示)。

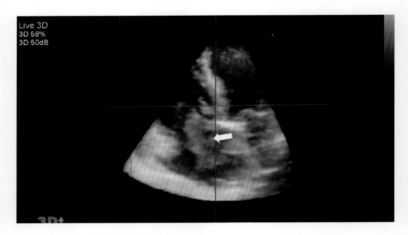

图 5.13   如图 5.12 所示,右心房血栓凸向三尖瓣。

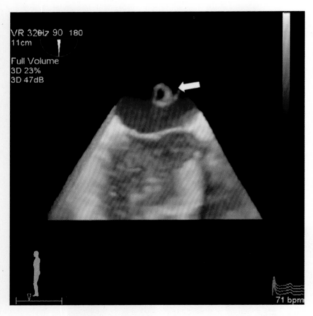

图 5.14   TEE 全容积三腔心,起自右上肺静脉的一个细而长的心房肿块凸向左室方向,由此做出肺静脉血栓的诊断。

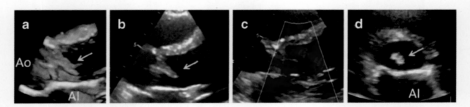

图 5.15   这一系列图像诊断怀疑主动脉瓣活动性感染性心内膜炎。3D(a)、2D(b)、彩色多普勒(c)和胸骨旁主动脉瓣短轴(d)。黄色箭头指向主动脉瓣右冠瓣上附着异常回声,未合并主动脉瓣反流。

3D TEE 容积可能太窄,获取全部感兴趣区受限。心脏内装置(如起搏器、除颤器或中心静脉导线)的检查均可遵循类似的方案。

心脏肿瘤

　　心内原发性或继发性肿瘤的诊断常常是偶然发现的,鉴别诊断非常重要。实时

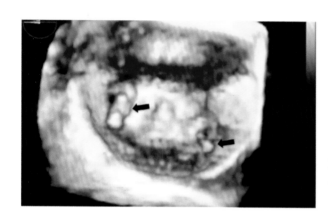

图 5.16　二尖瓣的 3D TEE 图像,3D 放大采集,外科视野"正面"观显示两个心内膜赘生物在前叶 A1 和 A3 区(箭头所示)。

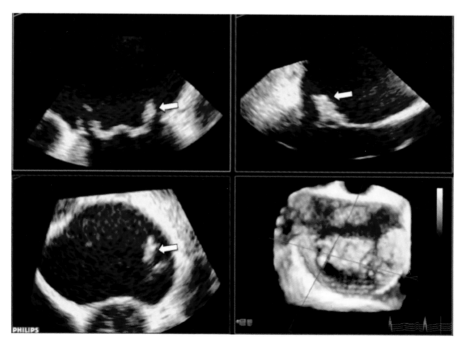

图 5.17　如图 5.16 所示,多平面重建显示瓣膜不同平面的心内膜赘生物(箭头所示)。

3D TEE 能够显像肿瘤的大小、形状、活动度、位置及毗邻结构(图 5.18)[51]。心脏的整个肿块体积准确评估后,其鉴别诊断的范围缩小。肿块内坏死区或无回声区的有无可能有助于诊断,后者与血栓溶解一致。彩色多普勒技术用于评估肿块内血管形成和肿块造成血流受阻的血流动力学状态。

黏液瘤　最常见的心脏良性肿瘤,通常以一蒂附着在左侧房间隔和卵圆窝处,但也可以是宽大基底附着。实时 3DE 准确显示肿块与房间隔关系[65];房间隔的蒂可以佐证诊断黏液瘤。实时 3D TEE 有助于评估肿块的异质性,利用切割功能仔细分析病变结构。

乳头状弹力纤维瘤　第二常见的肿瘤,通常累及瓣膜组织,其特征性表现为小、可移动、动度大。其累及主动脉瓣时,类似于感染性赘生物或 Lambls 赘生物。实时 3DE 尤其是实时 3D TEE 有助于确定瓣膜表面的附着点,分析切除是否会妨碍瓣膜功能[66]。评估其大小和活动度对于栓塞发生风险预测也很重要。

实时 3DE 也用于其他原发肿瘤的评估,如血管瘤、横纹肌瘤、脂肪瘤或纤维瘤。与黏液瘤[65]相比,血管瘤具有广泛的血管化和广泛的无回声区。横纹肌瘤表现为多个团块,形态上带蒂或位于室壁内,累及心室心肌,呈高回声,最后可出现局部室壁运动异常,实时 3DE 显示不均匀回声,甚至在收缩期出现运动障碍。

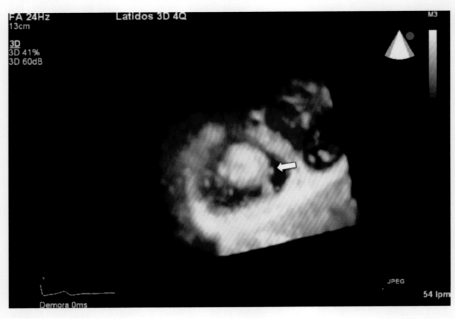

图 5.18　3D 图像显示外科视野的 LV 和 RV。图示一个大的 LV 肿块,附着在前侧壁。

　　继发性和转移性肿瘤　影响心脏结构的最常见肿瘤。实时 3D 彩色多普勒有助于发现肿瘤内血管状态。此外，3D 高回声区与病理学上肿瘤的纤维区相关，无回声区与坏死区相关。实时 3DE 还可用于转移瘤的 3D 容积测量，确定其大小和附着点。

（陈佳　孟庆国　李文华　译）

参考文献

1. Dorosz JL, Lezotte DC, Weitzenkamp DA, Allen LA, Salcedo EE. Performance of 3-dimensional echocardiography in measuring left ventricular volumes and ejection fraction: a systematic review and meta-analysis. J Am Coll Cardiol. 2012;59(20):1799–808.
2. Lang RM, Mor-Avi V, Sugeng L, Nieman PS, Sahn DJ. Three-dimensional echocardiography: the benefits of the additional dimension. J Am Coll Cardiol. 2006;48(10):2053–69.
3. Lang RM, Badano LP, Mor-Avi V, Afilalo J, Armstrong A, Ernande L, Flachskampf FA, Foster E, Goldstein SA, Kuznetsova T, Lancellotti P, Muraru D, Picard MH, Rietzschel ER, Rudski L, Spencer KT, Tsang W, Voigt JU. Recommendations for cardiac chamber quantification by echocardiography in adults: an update from the American Society of Echocardiography and the European Association of Cardiovascular Imaging. Eur Heart J Cardiovasc Imaging. 2015;16(3):233–70.
4. Sapin PM, Schröder KM, Gopal AS, Smith MD, De Maria AN, King DL. Comparison of two- and three-dimensional echocardiography with cineventriculography for measurement of left ventricular volume in patients. J Am Coll Cardiol. 1994;24(4):1054–63.
5. Qin JX, Jones M, Shiota T, Greenberg NL, Tsujino H, Firstenberg MS, Gupta PC, Zetts AD, Xu Y, Ping Sun J, Cardon LA, Odabashian JA, Flamm SD, White RD, Panza JA, Thomas JD. Validation of real-time three-dimensional echocardiography for quantifying left ventricular volumes in the presence of a left ventricular aneurysm: in vitro and in vivo studies. J Am Coll Cardiol. 2000;36(3):900–7.
6. King DL, Harrison MR, King Jr DL, Gopal AS, Martin RP, DeMaria AN. Improved reproducibility of left atrial and left ventricular measurements by guided three-dimensional echocardiography. J Am Coll Cardiol. 1992;20(5):1238–45.77.
7. Monaghan MJ. Role of real time 3D echocardiography in evaluating the left ventricle. Heart. 2006;92(1):131–6.
8. Mor-Avi V, Jenkins C, Kühl HP, Nesser HJ, Marwick T, Franke A, Ebner C, Freed BH, Steringer-Mascherbauer R, Pollard H, Weinert L, Niel J, Sugeng L, Lang RM. Real-time 3-dimensional echocardiographic quantification of left ventricular volumes: multicenter study for validation with magnetic resonance imaging and investigation of sources of error. JACC Cardiovasc Imaging. 2008;1(4):413–23.
9. Kühl HP, Schreckenberg M, Rulands D, Katoh M, Schäfer W, Schummers G, Bücker A, Hanrath P, Franke A. High-resolution transthoracic real-time three-dimensional echocardiography: quantitation of cardiac volumes and function using semi-automatic border detection and comparison with cardiac magnetic resonance imaging. J Am Coll Cardiol. 2004;43(11):2083–90.
10. Jenkins C, Bricknell K, Hanekom L, Marwick TH. Reproducibility and accuracy of echocardiographic measurements of left ventricular parameters using real-time three-dimensional echocardiography. J Am Coll Cardiol. 2004;44(4):878–86.
11. Jacobs LD, Salgo IS, Goonewardena S, Weinert L, Coon P, Bardo D, Gerard O, Allain P, Zamorano JL, de Isla LP, Mor-Avi V, Lang RM. Rapid online quantification of left ventricular volume from real-time three-dimensional echocardiographic data. Eur Heart J. 2006;27(4):460–8.

12. Jenkins C, Bricknell K, Chan J, Hanekom L, Marwick TH. Comparison of two- and three-dimensional echocardiography with sequential magnetic resonance imaging for evaluating left ventricular volume and ejection fraction over time in patients with healed myocardial infarction. Am J Cardiol. 2007;99(3):300–6.

13. Ruddox V, Mathisen M, Bækkevar M, Aune E, Edvardsen T, Otterstad JE. Is 3D echocardiography superior to 2D echocardiography in general practice? A systematic review of studies published between 2007 and 201. Int J Cardiol. 2013;168(2):1306–15.

14. Hoffmann R, Barletta G, von Bardeleben S, Vanoverschelde JL, Kasprzak J, Greis C, Becher H. Analysis of left ventricular volumes and function: a multicenter comparison of cardiac magnetic resonance imaging, cine ventriculography, and unenhanced and contrast-enhanced two-dimensional and three-dimensional echocardiography. J Am Soc Echocardiogr. 2014;27(3):292–301.

15. Wood PW, Choy JB, Nanda NC, Becher H. Left ventricular ejection fraction and volumes: it depends on the imaging method. Echocardiography. 2014;31(1):87–100. doi:10.1111/echo.12331. Epub 2013 Nov 26.

16. Chang SA, Lee SC, Kim EY, Hahm SH, Jang SY, Park SJ, Choi JO, Park SW, Choe YH, Oh JK. Feasibility of single-beat full-volume capture real-time three-dimensional echocardiography and auto-contouring algorithm for quantification of left ventricular volume: validation with cardiac magnetic resonance imaging. J Am Soc Echocardiogr. 2011;24(8):853–9. doi:10.1016/j.echo.2011.04.015. Epub 2011 Jun 8.

17. Shibayama K, Watanabe H, Iguchi N, Sasaki S, Mahara K, Umemura J, Sumiyoshi T. Evaluation of automated measurement of left ventricular volume by novel real-time 3-dimensional echocardiographic system: validation with cardiac magnetic resonance imaging and 2-dimensional echocardiography. J Cardiol. 2013;61(4):281–8. doi:10.1016/j.jjcc.2012.11.005.

18. de Groote P, Millaire A, Foucher-Hossein C, Nugue O, Marchandise X, Ducloux G, Lablanche JM. Right ventricular ejection fraction is an independent predictor of survival in patients with moderate heart failure. J Am Coll Cardiol. 1998;32(4):948–54.

19. Gavazzi A, Berzuini C, Campana C, Inserra C, Ponzetta M, Sebastiani R, Ghio S, Recusani F. Value of right ventricular ejection fraction in predicting short-term prognosis of patients with severe chronic heart failure. J Heart Lung Transplant. 1997;16(7):774–85.

20. van der Zwaan HB, Geleijnse ML, McGhie JS, Boersma E, Helbing WA, Meijboom FJ, Roos-Hesselink JW. Right ventricular quantification in clinical practice: two-dimensional vs. three-dimensional echocardiography compared with cardiac magnetic resonance imaging. Eur J Echocardiogr. 2011;12(9):656–64.

21. Medvedofsky D, Addetia K, Patel AR, Sedlmeier A, Baumann R, Mor-Avi V, Lang RM. Novel approach to three-dimensional echocardiographic quantification of right ventricular volumes and function from focused views. J Am Soc Echocardiogr. 2015;28(10):1222–31.

22. Gopal AS, Chukwu EO, Iwuchukwu CJ, Katz AS, Toole RS, Schapiro W, Reichek N. Normal values of right ventricular size and function by real-time 3-dimensional echocardiography: comparison with cardiac magnetic resonance imaging. J Am Soc Echocardiogr. 2007;20(5):445–55.

23. Knight DS, Grasso AE, Quail MA, Muthurangu V, Taylor AM, Toumpanakis C, Caplin ME, Coghlan JG, Davar J. Accuracy and reproducibility of right ventricular quantification in patients with pressure and volume overload using single-beat three-dimensional echocardiography. J Am Soc Echocardiogr. 2015;28(3):363–74.

24. Fang F, Chan A, Lee AP, Sanderson JE, Kwong JS, Luo XX, Li S, Yu CM. Variation in right ventricular volumes assessment by real-time three-dimensional echocardiography between dilated and normal right ventricle: comparison with cardiac magnetic resonance imaging. Int J Cardiol. 2013;168(4):4391–3.

25. van der Zwaan HB, Geleijnse ML, Soliman OI, McGhie JS, Wiegers-Groeneweg EJ, Helbing WA, Roos-Hesselink JW, Meijboom FJ. Test-retest variability of volumetric right ventricular measurements using real-time three-dimensional echocardiography. J Am Soc Echocardiogr. 2011;24(6):671–9.

26. Zhang QB, Sun JP, Gao RF, Lee AP, Feng YL, Liu XR, Sheng W, Liu F, Yang XS, Fang F, Yu CM. Feasibility of single-beat full-volume capture real-time three-dimensional echocardiog-

raphy for quantification of right ventricular volume: validation by cardiac magnetic resonance imaging. Int J Cardiol. 2013;168(4):3991–5.

27. Nillesen MM, van Dijk AP, Duijnhouwer AL, Thijssen JM, de Korte CL. Automated assessment of right ventricular volumes and function using three-dimensional transesophageal echocardiography. Ultrasound Med Biol. 2016;42(2):596–606.

28. Chua S, Levine RA, Yosefy C, Handschumacher MD, Chu J, Qureshi A, Neary J, Ton-Nu TT, Fu M, Wu CJ, Hung J. Assessment of right ventricular function by real-time three-dimensional echocardiography improves accuracy and decreases interobserver variability compared with conventional two-dimensional views. Eur J Echocardiogr. 2009;10(5):619–24.

29. Tamborini G, Brusoni D, Torres Molina JE, Galli CA, Maltagliati A, Muratori M, Susini F, Colombo C, Maffessanti F, Pepi M. Feasibility of a new generation three-dimensional echocardiography for right ventricular volumetric and functional measurements. Am J Cardiol. 2008;102(4):499–505.

30. Ostenfeld E, Carlsson M, Shahgaldi K, Roijer A, Holm J. Manual correction of semi-automatic three-dimensional echocardiography is needed for right ventricular assessment in adults; validation with cardiac magnetic resonance. Cardiovasc Ultrasound. 2012;10:1. doi:10.1186/1476-7120-10-1.

31. Shimada YJ, Shiota M, Siegel RJ, Shiota T. Accuracy of right ventricular volumes and function determined by three-dimensional echocardiography in comparison with magnetic resonance imaging: a meta-analysis study. J Am Soc Echocardiogr. 2010;23(9):943–53.

32. Sanfilippo AJ, Abascal VM, Sheehan M, Oertel LB, Harrigan P, Hughes RA, Weyman AE. Atrial enlargement as a consequence of atrial fibrillation. A prospective echocardiographic study. Circulation. 1990;82(3):792–7.

33. Tsang TS, Abhayaratna WP, Barnes ME, Miyasaka Y, Gersh BJ, Bailey KR, Cha SS, Seward JB. Prediction of cardiovascular outcomes with left atrial size: is volume superior to area or diameter? J Am Coll Cardiol. 2006;47(5):1018–23. Epub 2006 Feb 9.

34. Lester SJ, Ryan EW, Schiller NB, Foster E. Best method in clinical practice and in research studies to determine left atrial size. Am J Cardiol. 1999;84(7):829–32.

35. Miyasaka Y, Tsujimoto S, Maeba H, Yuasa F, Takehana K, Dote K, Iwasaka T. Left atrial volume by real-time three-dimensional echocardiography: validation by 64-slice multidetector computed tomography. J Am Soc Echocardiogr. 2011;24(6):680–6. doi:10.1016/j.echo.2011.03.009.

36. Mor-Avi V, Yodwut C, Jenkins C, Kühl H, Nesser HJ, Marwick TH, Franke A, Weinert L, Niel J, Steringer-Mascherbauer R, Freed BH, Sugeng L, Lang RM. Real-time 3D echocardiographic quantification of left atrial volume: multicenter study for validation with CMR. JACC Cardiovasc Imaging. 2012;5(8):769–77. doi:10.1016/j.jcmg.2012.05.011.

37. Artang R, Migrino RQ, Harmann L, Bowers M, Woods TD. Left atrial volume measurement with automated border detection by 3-dimensional echocardiography: comparison with Magnetic Resonance Imaging. Cardiovasc Ultrasound. 2009;7:16. doi:10.1186/1476-7120-7-16.

38. Anwar AM, Soliman O, Geleijnse ML, Nemes A, Vletter WB, ten Cate FJ. Assessment of left atrial volume and function by real-time three-dimensional echocardiography. Int J Cardiol. 2008;123(2):155–61.

39. Heo R, Hong GR, Kim YJ, Mancina J, Cho IJ, Shim CY, Chang HJ, Ha JW, Chung N. Automated quantification of left atrial size using three-beat averaging real-time three dimensional Echocardiography in patients with atrial fibrillation. Cardiovasc Ultrasound. 2015;13:38. doi:10.1186/s12947-015-0032-5.

40. Poutanen T, Ikonen A, Vainio P, Jokinen E, Tikanoja T. Left atrial volume assessed by transthoracic three dimensional echocardiography and magnetic resonance imaging: dynamic changes during the heart cycle in children. Heart. 2000;83(5):537–42.

41. Marek D, Vindis D, Kocianova E. Real time 3-dimensional transesophageal echocardiography is more specific than 2-dimensional TEE in the assessment of left atrial appendage thrombosis. Biomed Pap Med Fac Univ Palacky Olomouc Czech Repub. 2013;157:22–6.

42. Shah SJ, Bardo DM, Sugeng L, et al. Real-time three-dimensional transesophageal echocardiography of the left atrial appendage: initial experience in the clinical setting. J Am Soc Echocardiogr. 2008;21:1362–8.

43. Nucifora G, Faletra FF, Regoli F, et al. Evaluation of the left atrial appendage with real-time

3-dimensional transesophageal echocardiography: implications for catheter-based left atrial appendage closure. Circ Cardiovasc Imaging. 2011;4:514–23.

44. Ohyama H, Hosomi N, Takahashi T, et al. Comparison of magnetic resonance imaging and transesophageal echocardiography in detection of thrombus in the left atrial appendage. Stroke. 2003;34:2436–9.

45. Wunderlich NC, Beigel R, Swaans MJ, Ho SY, Siegel RJ5. Percutaneous interventions for left atrial appendage exclusion: options, assessment, and imaging using 2D and 3D echocardiography. JACC Cardiovasc Imaging. 2015;8(4):472–88. doi:10.1016/j.jcmg.2015.02.002.

46. Faletra FF, Ho SY, Auricchio A. Anatomy of right atrial structures by real-time 3D transesophageal echocardiography. JACC Cardiovasc Imaging. 2010;3(9):966–75. doi:10.1016/j.jcmg.2010.03.014.

47. Keller AM, Gopal AS, King DL. Left and right atrial volume by freehand three-dimensional echocardiography: in vivo validation using magnetic resonance imaging. Eur J Echocardiogr. 2000;1(1):55–65.

48. Anwar AM, Nosir YF, Ajam A, Chamsi-Pasha H. Central role of real-time three-dimensional echocardiography in the assessment of intracardiac thrombi. Int J Cardiovasc Imaging. 2010;26:519–26.

49. Muller S, Feuchtner G, Bonatti J, et al. Value of transesophageal 3D echocardiography as an adjunct to conventional 2D imaging in preoperative evaluation of cardiac masses. Echocardiography. 2008;25:624–31.

50. Asch FM, Bieganski SP, Panza JA, Weissman NJ. Real-time 3-dimensional echocardiography evaluation of intracardiac masses. Echocardiography. 2006;23:218–24.

51. Plana JC. Added value of real-time three-dimensional echocardiography in assessing cardiac masses. Curr Cardiol Rep. 2009;11(3):205–9.

52. Saric M, Armour AC, Arnaout MS, Chaudhry FA, Grimm RA, Kronzon I, Landeck BF, Maganti K, Michelena HI, Tolstrup K. Guidelines for the use of echocardiography in the evaluation of a cardiac source of embolism. J Am Soc Echocardiogr. 2016;29(1):1–42.

53. Duncan K, Nanda NC, Foster WA, Mehmood F, Patel V, Singh A. Incremental value of live/real time three-dimensional transthoracic echocardiography in the assessment of left ventricular thrombi. Echocardiography. 2006;23(1):68–72.

54. Sinha A, Nanda NC, Khanna D, Dod HS, Vengala S, Mehmood F, Agrawal G, Upendram S. Morphological assessment of left ventricular thrombus by live three-dimensional transthoracic echocardiography. Echocardiography. 2004;21(7):649–55.

55. Habib G, Lancellotti P, Antunes MJ, Bongiorni MG, et al. 2015 ESC Guidelines for the management of infective endocarditis: The Task Force for the Management of Infective Endocarditis of the European Society of Cardiology (ESC)Endorsed by: European Association for Cardio-Thoracic Surgery (EACTS), the European Association of Nuclear Medicine (EANM). Eur Heart J. 2015;36(44):3075–128. doi:10.1093/eurheartj/ehv319. Epub 2015 Aug 29.

56. Gulotta JC, Gaba S, Bulur S, Joson M, Sungur A, Nanda NC. Two- and live/real time three-dimensional transthoracic echocardiographic assessment of infective endocarditis of a valved pulmonary conduit. Echocardiography. 2015;32(2):361–4.

57. Sungur A, Hsiung MC, Meggo Quiroz LD, Oz TK, Haj Asaad A, Joshi D, Dönmez C, Güvenç TS, Nanda NC. The advantages of live/real time three-dimensional transesophageal echocardiography in the assessment of tricuspid valve infective endocarditis. Echocardiography. 2014;31(10):1293–309.

58. Tanis W, Teske AJ, van Herwerden LA, Chamuleau S, Meijboom F, Budde RP, Cramer MJ. The additional value of three-dimensional transesophageal echocardiography in complex aortic prosthetic heart valve endocarditis. Echocardiography. 2015;32(1):114–25.

59. Berdejo J, Shibayama K, Harada K, Tanaka J, Mihara H, Gurudevan SV, Siegel RJ, Shiota T. Evaluation of vegetation size and its relationship with embolism in infective endocarditis: a real-time 3-dimensional transesophageal echocardiography study. Circ Cardiovasc Imaging. 2014;7(1):149–54.

60. Cheng HL, Cheng YJ, Lai CH. Anterior mitral leaflet perforation identified by real time three-dimensional transesophageal echocardiography. Cardiol J. 2012;19(1):89–91.

61. Sadat K, Joshi D, Sudhakar S, Bicer EI, Ibrahim H, Nanda NC, Bhagatwala K, Karia N,

Pandey A. Incremental role of three-dimensional transesophageal echocardiography in the assessment of mitral-aortic intervalvular fibrosa abscess. Echocardiography. 2012;29(6): 742–4. doi:10.1111/j.1540-8175.2012.01672.x. Epub 2012 Mar 9.

62. Singh P, Manda J, Hsiung MC, Mehta A, Kesanolla SK, Nanda NC, Tsai SK, Wei J, Yin WH. Live/real time three-dimensional transesophageal echocardiographic evaluation of mitral and aortic valve prosthetic paravalvular regurgitation. Echocardiography. 2009;26:980–7.

63. Kronzon I, Sugeng L, Perk G, Hirsh D, Weinert L, Garcia Fernandez MA, Lang RMI. Real-time 3-dimensional transesophageal echocardiography in the evaluation of post-operative mitral annuloplasty ring and prosthetic valve dehiscence. J Am Coll Cardiol. 2009;53:1543–7.

64. Lang RM, Tsang W, Weinert L, Mor-Avi V, Chandra S. Valvular heart disease. The value of 3-dimensional echocardiography. J Am Coll Cardiol. 2011;58:1933–44.

65. Khairnar P, Hsiung MC, Mishra S, Nanda NC, Daly Jr DD, Nayyar G, Patel A, Mishra J, Chuang YC, Tsai SK, Yin WH, Wei J. The ability of live three-dimensional transesophageal echocardiography to evaluate the attachment site of intracardiac tumors. Echocardiography. 2011;28(9):1041–5.

66. Le Tourneau T, Pouwels S, Gal B, Vincentelli A, Polge AS, Fayad G, Maréchaux S, Ennezat PV, Jegou B, Deklunder G. Assessment of papillary fibroelastomas with live three-dimensional transthoracic echocardiography. Echocardiography. 2008;25(5):489–95.

第 **6** 章

三维室壁运动追踪:三维心肌应变测量

Eduardo Casas Rojo

引言

多年来,超声心动图评估心功能的常规研究仅限于测量心腔内径、利用几何假设测量心腔容积及射血分数(ejection fraction,EF)。三维超声心动图的应用提供了更可靠的测量方法。然而,早期对节段心肌力学的测量仅局限于对各节段室壁增厚与缩短的主观评估。主观室壁运动评分得以应用[1],主要依赖检测者的经验和视角,观察者间的一致性不理想。

此外,扭转等心脏运动的其他方面不易测量。随着心肌应变分析技术的发展,几种心肌力学参数的定量评估成为可能。早期,心肌应变分析的第一次尝试是通过组织多普勒成像(Tissue Doppler Imaging,TDI)实现的[2]。然而,其角度依赖性造成在某些情况下测量不准确。数年后,二维斑点追踪(two dimensional speckle tracking,2DST)提供了另一种方法,其以散射回声干涉(称为"斑点")为基础,在每一帧上识别出相似的斑点图案,并在整个心动周期中对该斑点进行跟踪[3]。

应变是度量形变的量。应用于心肌节段,"应变"定义为节段长度的变化率(收缩末期长度−舒张末期长度)/舒张末期长度,通常以百分比表示。也可以测量应变相对于时间的变化率称为"应变率",并以百分比/秒为单位[4]。

E. Casas Rojo
Cardiology Department, Hospital Ramon y Cajal, Madrid, Spain
e-mail: ecasasweb@hotmail.com
本章在线视频文件网址:https://link.springer.com/chapter/10.1007/978-3-319-50335-6_6

左心室或其他腔室的缩短可以通过测量长轴应变（长轴的缩短）和圆周应变（短轴的圆周缩短）来反映，两者均为负值。相应地，径向的增厚表示为径向应变，为正值，代表内膜层与外膜层间心肌厚度的变化。通过这些数据能测算更复杂的参数，如旋转、扭转及扭矩[5]。许多临床文献显示，在多种心脏疾病中这些指标具有前瞻意义[6-24]。然而，基于二维超声获得的这些数据存在一定局限性。

首先，二维斑点追踪在固定的二维切面上可直接测量特定节段心肌的应变，这些数据对评价节段心肌的收缩能力有用，但要评价所有节段或整体心肌，则需要多个切面和视角。此外，斑点追踪基于在连续多帧中匹配相同斑点模式的图像，如果心肌的某一部分在心脏周期中脱离固定切面时，使这些斑点并不能在所有帧图像上都能找到，而导致丢失部分信息。

其次，整体应变指标和旋转数据的获取基于来自不同心动周期和不同条件下的不同切面。

第三，心肌三维力学的某些方面无法在二维视图中进行评估。例如，径向应变仅反应横断面的增厚，但真实的三维增厚是由多个方向的矢量组成的。此外，内膜面积变化可以从长轴和短轴应变测量，但这需用三维斑点追踪技术。

三维斑点追踪技术的出现克服了这些限制，并能快速测量三维心肌力学，获取左心室或其他结构的结构的三维心肌力学参数模型（图 6.1，视频 6.1）。

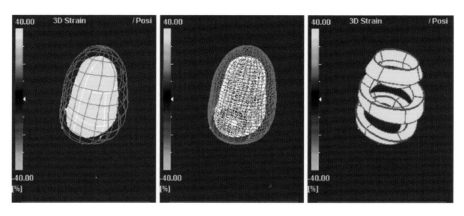

图 6.1   三维应变图形的不同模型。左：塑料袋模式；中间：网线模式；右：甜甜圈模式。在当前设置中，黄色表示所有可见段的应变值都很高。所有这些视角都可以旋转和倾斜，以评估感兴趣区域的收缩。

技术方面

三维斑点追踪技术可以在 3D 容积中进行任意方向的追踪。通常三维图像通过三维矩阵探头从心尖窗口获取[25],通过超声仪器特殊处理,相对减少了处理和获取图像的时间,约花费二维斑点追踪时间的 1/3[26,27]。在其他情况下,使用通用的三维超声心动图仪器,需要应用外部工作站和特定软件进行离线处理[28]。

由于现有三维超声技术水平的限制,这些研究的帧频低于 2DST 数据集。图像质量和分辨率较低,需要连续采集几个心动周期组成图像[2,6],导致偶尔出现拼接伪像。

采集程序

接下来我们分步介绍左心室三维斑点追踪研究的采集和处理方法。然而,这些软件也可应用于其他结构,如右心室或右心房,但目前的商业软件最适用于左心室。

第一步,确保三维斑点追踪所需条件良好。

－合适的声窗,超声图像必须显示间隔、侧壁、下壁和前壁。应用多平面模式进行最佳显示。

－心电图必须在屏幕上正确显示,没有干扰。

－采集过程中不能使用造影剂。

第二步,调节采集设置。

－调节合适的深度使左心室显示完整,所需深度越浅,容积帧频和图像质量越佳。通常运用双平面(如东芝的 Artida 全容积 4D 模式)检查心内膜和心外膜是否显示良好。

－如有需要,通过扩大或缩小锥形扇角来调节扫查范围。同样,扇角越小图像质量越好。但左心室增大时,需要更大的扇角以避免失去心尖节段的信息。

－组成图像的子容积数目通常在 2~6 个,当心律失常时,子容积数减少可降低拼接伪像,不过图像质量也会降低。

第三步,采集。

－嘱患者屏住呼吸。

－启动 4D 程序(东芝 Artida 是"Full 4D"键)。

－等待与子容积数目相同的心动周期形成组合图像,然后存储(东芝 Artida 是"Clips Store"键)。

－需要存储数个组合图像,然后选择图像质量最好的进行后处理。

处理

有多家软件供应商能够提供三维斑点追踪技术后处理。软件包含在超声仪器内的可进行在线分析(如东芝 Artida),也有的是单独的工作站进行后处理(如 GE Echo-Pac)。我们将介绍这两种处理方式。

东芝 Artida 工作站

－必须检查校正左心室轴。

－在半自动化检测心内膜和心外膜边界之前,按系统要求设置界标,通常是在二尖瓣环两侧和心尖处,也可以手动描绘。

－进行半自动检测时,自动结果不佳的情况下,也可以手动修正。

－启动室壁自动追踪程序。

－回放并检查追踪情况,在这个阶段,有时可能需要逐帧校正。

－显示节段和整体分析值的表格。系统可以选择多个参数,用不同的表格分别显示。

－应保存手动校正后的最终处理数据集,以便后续需要的患者数据来自相同设置。

更多细节见图 6.2。

右心室和左心房的三维斑点追踪处理也可见图 6.3 和图 6.4。

GE Echo-Pac 工作站

只有具有足够大的容积帧频(通常大于 30vps)的数据集才能进行处理。4D 自动左心室量化工具菜单包括以下连续步骤,以便最后得到三维应变分析的结果。

－视图轴向校正(类似于 Artida)。

－EDV:在舒张期末勾画心内膜边界。

－ESV:收缩期进行相同设置。

－容积曲线:显示心内膜内边缘和 LV 容积数据。

－LV 质量:显示心外膜边缘及 LV 质量数据。

－4D 应变:可选择节段和整体的纵向、径向、周向及面积应变进行显示。如果任何一个节段没有被正确追踪,它可能会被排除在分析之外,如果有超过 3 个节段追踪失败将很难进行整体值评估。

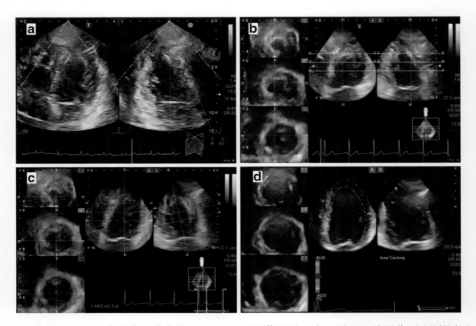

图 6.2   东芝 Artida 三维斑点追踪分析。1."Pre-4D"屏幕显示一个双平面二维图像。调整深度和方位及选择子数据的数量（2~6 个）。2."Full 4D"模式可获取三维动态图，截取并存储。3.再次按"Full 4D"可选择并分析已存储的动态图。该步骤可进行轴向调整。4."3DT"（3D 追踪）模式需定位二尖瓣环和左室心尖，也可以手动修正和手动勾画，按下"开始"键将开始自动跟踪进程。

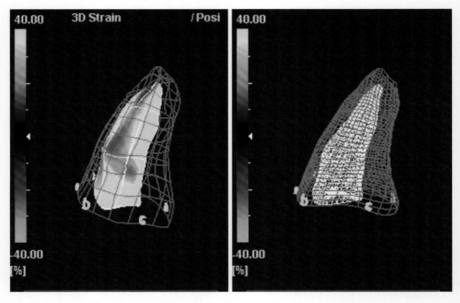

图 6.3   右心室（RV）模型的"塑料袋"和"网线"模式。在分析右心室或心房等腔室时，方法类似于左心室，但在获取过程中，需要分析的腔室必须在屏幕中央适当位置，需指定"Other"，而不是"LV"。

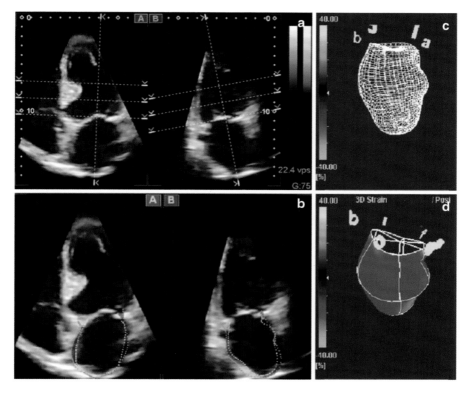

图 6.4　左心房(LA)三维斑点追踪。(a)LV 和 LA 的 4D 全容积采集，并对 LA 轴向进行校正。(b)在勾画 LA 的心内膜后，自动追踪 LA 三维应变的多平面图像。(c)LA 模型的"网线"模式。(d)"塑胶袋"模式。

更多细节可见图 6.5 和视频 6.2。

说明

在 Echo-PAC 软件中，当到达最后一步时，主要应变参数的整体值和图表以简单的方式显示。

在东芝 Artida 上，结果显示在一个复杂的表格里(图 6.6 和图 6.7)，其中包括每节段(16 或 17 节段模型)的最大和最小应变值(以不同的方式表述)，以及达峰时间，还提供了整体值。值得注意的是，在评价增厚参数时，如径向应变和三维应变，峰值为最大值(正值)，而在缩短参数(如纵向应变、周向应变或面积应变)时，峰值应为最小值(负值)(图 6.6)。

可获取某节段的峰值扭转或扭转度，解旋值则需要进行计算[29]：

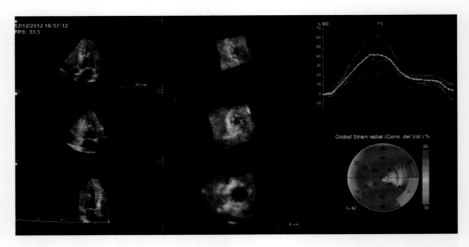

图 6.5　GE 三维斑点追踪径向应变分析。三维数据显示为 3 个长轴和 3 个短轴视图以评估心内膜和心外膜追踪效果。应变–时间曲线显示心动周期内 17 节段心肌应变（黄色曲线）和整体应变（白色曲线）。牛眼图显示了最大径向应变值，其中一个节段（基底外侧）由于质量不佳而被排除。整体径向应变为 42%，在牛眼图旁显示为"G42"。

解旋率（%）=（LV 峰值扭转–Twist1）*/（LV 峰值扭转）×100* Twist$_1$=心脏舒张期一个特定点的扭转,通常为二尖瓣开放时。

除了数值数据,三维斑点追踪还提供多种不同的表述方式来描述 LV 三维模型（图 6.1）,三维超声心动图的多平面二维视图显示的容积和射血分数（图 6.8）,用牛眼图显示 16 或 17 节段的应变值或其他参数（图 6.9 和视频 6.3）及其他特征。

常规参数和新参数

三维斑点追踪技术为评估心肌力学提供了许多不同的参数,基本信息是"位移",从位移数据中可以得到应变和旋转参数。常规的二维斑点追踪参数（RS、LS、CS、扭转、旋转、扭转等）也可以从三维斑点追踪中获取[4],此外,还描述了新的参数,如面积追踪/面积应变和三维应变。这些参数的实际定义如表 6.1 所示。

收缩期心肌纤维在纵向和周向均有缩短。纵向应变定义为 SL=100*（L–L$_0$）/L$_0$,其中 L 为节段瞬时纵向长度,L$_0$ 为收缩期末起始长度,周向应变同此概念,适用于周向长度的部分。由于心肌组织是不可压缩的,纵向和周向应变的结果是径向增厚,以保持质量。径向应变是心肌径向变形的评估指标。

在旋转力学中,LV 心尖为顺时针旋转,表达为正值,LV 基底逆时针旋转,呈负值（图 6.10,视频 6.4）。我们也可以测量心尖（或任何节段）和 LV 基底段之间的旋转

	Max1	Max1T	Max2	Max2T	Min1	Min1F	Min2	Min2T
BA	0.00	0	-4.38	722	-25.55	316	-4.38	722
BAS	0.00	0	-7.26	722	-20.58	271	-13.62	496
BS	0.86	45	0.00	0	-14.06	406	-11.24	496
BI	3.80	631	1.47	722	-15.31	406	0.00	0
BP	2.95	677	1.66	722	-14.25	180	-12.93	361
BL	0.00	0	-6.35	722	-14.80	316	-14.17	226
MA	0.00	0	-3.38	722	-8.38	271	-4.46	631
MAS	0.00	0	-1.18	677	-10.23	271	-1.22	722
MS	0.00	0	-5.06	722	-13.72	271	-5.06	722
MI	0.00	0	-6.39	722	-16.21	361	-6.39	722
MP	0.00	0	-1.04	722	-16.38	271	-1.04	722
ML	0.38	45	0.07	677	-12.41	271	-0.03	722
AA	0.00	0	-4.84	722	-24.31	316	-7.03	631
AS	0.00	0	-5.15	586	-34.65	361	-8.30	677
AI	0.60	45	0.00	0	-28.97	361	-10.41	722
AL	0.07	45	0.00	0	-22.89	406	-11.52	586
global	0.00	0	-4.23	722	-17.52	316	-4.23	722
	%	msec	%	msec	%	msec	%	msec

图 6.6　16 个心肌节段及整体纵向应变数据表。纵向应变作为一个缩短参数，在收缩期为负值，每个节段的峰值将显示在红色框中高亮的"最小"列（Min1）上，整个左心室的整体值显示在它们下方（白色），下一行（Min1T）显示达峰时间，这些信息用于不同步性分析。

角度差异，即"扭转"。如果测量每单位长度间心肌的扭转，则称之为"扭矩"。

　　以 3D-WMT 为基础的新系统也提供了一些用 2D 方法很难获取的新参数。

面积应变

　　该指数用于心内膜面积变化程度的评估（图 6.11）。它可在 3D 数据集中同时获取纵向和周向缩短的信息，两者量的组合为一个负值，被称为面积变化（东芝）[31,32]

	Max1	Max1T	Max2	Max2T	Min1	Min1T	Min2	Min2T
BA	21.77	448	9.03	746	0.00	0	9.03	746
BAS	13.50	249	12.52	398	0.00	0	1.03	498
BS	32.06	398	10.41	746	0.00	0	10.41	746
BI	22.17	299	12.87	697	0.00	0	10.88	746
BP	40.79	398	3.46	697	0.00	0	1.60	597
BL	17.19	448	0.00	0	-8.80	149	-5.79	697
MA	(8.74)	199	0.00	0	-10.77	498	-4.38	746
MAS	22.47	199	2.31	448	-3.15	547	-1.85	746
MS	29.28	249	3.95	746	0.00	0	3.95	746
MI	17.17	249	0.00	0	-2.21	547	-1.57	746
MP	17.10	249	0.00	0	-7.86	697	-6.49	746
ML	(0.00)	0	-0.01	249	-8.74	597	-6.75	746
AA	32.82	249	0.00	0	-3.64	746	-1.85	498
AS	28.60	249	16.72	448	0.00	0	1.58	746
AI	23.56	249	0.00	0	-2.60	597	-2.19	746
AL	24.48	249	3.94	746	0.00	0	3.94	746
global	18.11	249	0.97	746	0.00	0	0.97	746
	%	msec	%	msec	%	msec	%	msec

图 6.7　前外侧壁心肌梗死患者的径向应变数据表。外侧壁中段和前壁中段心肌应变值较低(红圈),整体径向应变也有所下降;径向应变作为增厚参数,在收缩期达到正值最大值,显示在表的第一列(Max1)。也可获取达峰时间(Max1T)和第二峰值(Max 2)。

或面积应变(GE)[28],类似概念在飞利浦平台上[33]被称为"3D"应变。这种"3D 应变"不应与东芝的 3DS 混淆,如下文所述,它们是不同的概念。鉴于该方法对心内膜表面特别敏感,这些面积变化参数有望用于检测心肌缺血。

3D 应变

如前文所述,在飞利浦平台上"3D 应变"这一名称被用来表示面积应变这个参

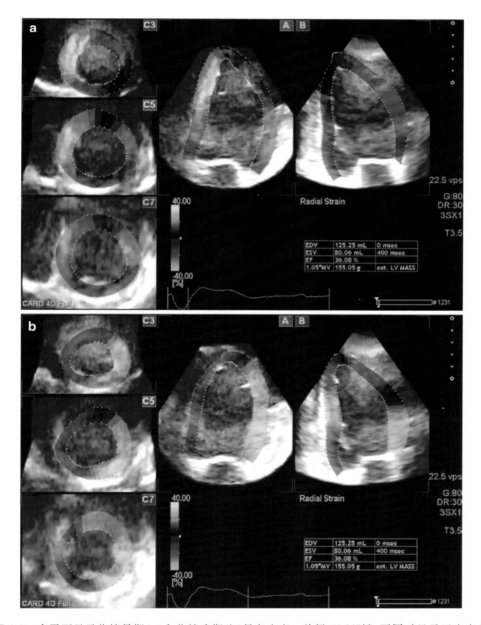

图 6.8　多平面显示收缩早期(a)和收缩晚期(b)径向应变。关闭"Hold"键，可同时显示正应变和负应变，黄色表示正应变，最先出现在尖间隔，其次为侧壁和前壁。蓝色表示每帧相对应室壁的负应变。启用"Hold"键，仅显示正应变（由黑到黄）。该屏幕也显示了 LV 的容积、质量及射血分数。

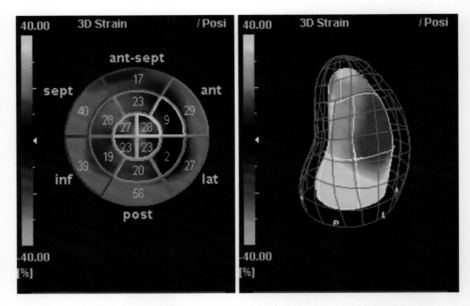

图 6.9   心肌梗死患者的牛眼图和塑料袋视图。收缩期 3D 峰值应变较低,特别是侧壁中段(2%)和前壁中段(9%);3D 模型存在明显的前外侧壁三维应变异常,3D 应变设置为"Hold"(黄色/黑色编码),特别适用于收缩异常的视觉评估。

表 6.1   常用的 3DST 派生参数及其简单定义

变量	单位	实际定义
径向应变	%	增厚(方向:与心内膜表面垂直)
纵向应变	−%	缩短百分比(心内膜切线方向)
周向应变	−%	缩短百分比(环心内膜表面方向)
旋转	°	围绕中心,心内膜的旋转角度(逆时针)
扭转	°	心尖和基底之间的角度差异
扭矩	°/cm	每单位长度间扭转变化
面积应变	−%	心内膜面积变化
3D 应变(东芝)	%	增厚(室壁增厚方向)
3D 应变(飞利浦)	−%	切线方向缩短,纵向和周向的矢量和,类似于面积应变
面积变化率	%/s	面积变化的速度

数,其他供应商用的参数名称为 AS。然而在东芝系统上,3D 应变(3DS)是一个完全不同的类似 RS 的正值指数,指示了任意室壁增厚方向[34]的应变。它的数据通常与 RS 相似,但有望克服其局限性,因为 RS 仅参考心内膜平移,而 3DS 考虑三维空间方向的增厚,不过目前很少有数据支持 3DS 的临床优势优于 RS。

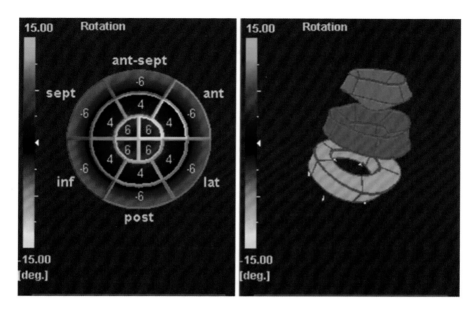

图 6.10 LV 生理性旋转。健康受试者的牛眼图和甜甜圈视图的"平均水平"设置：显示基底、中间段和心尖节段旋转的平均值。中段心肌为正数(4°)，那么心尖段(6°)的正数表示逆时针旋转，基底段的负数(−6°)证实 LV 基底段顺时针旋转。

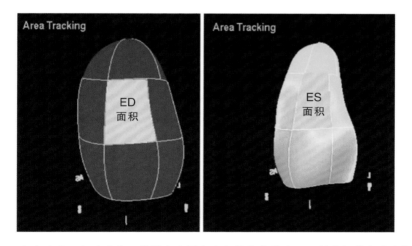

图 6.11 面积应变或面积追踪从三维纵向和周向应变信息中获取。目的是评估舒张末期(ED)和收缩末期(ES)某一节段(在本例中为中段下壁)或整个左心室的心内膜面积的变化百分比。如果 ES 面积比 ED 小 30%，则该段面积应变为−30%。

可靠性、正常值和不同供应商之间的差异

Kleijn 等描述了 3DST 的数据可靠性[35]。LV 容积、EF 和整体 CS 测量在同一观察者内、不同观察者间和可重复性检验中具有良好的可靠性,组内相关系数(ICC)为 0.85~0.99。然而,整体 LS 和 RS 在同一观察者内 ICC(0.92 和 0.88)有较好重复性,在不同观察者间 ICC(0.74 和 0.58)和可重复性检验一致性(0.66 和 0.52)的结果较差。

需要指出的是,像往常一样,在 3DST 研究中,这些结果排除了心房颤动或图像质量不佳的患者(140 例患者中有 23 例,占 16%)。在实际的临床实践中,某些病例的图像质量可能会降低可重复性。另外,根据我们的经验,如果自动追踪需要手动调整时,其可靠性也可能会改变。当自动追踪效果不佳时,放弃手动校正可能获得更好的可重复性,但它可能没有反映真实的运动和应变。

研究者几次尝试为其中一些指数设置正常值[33,36,37]。如表 6.2 所示,不同供应商之间的正常值差异也很显著。此外,Muraru 等还比较了来自同一平台的数据,分别使用供应商提供的软件,以及非供应商提供的独立软件进行分析,得到的数据在 RS 和 CS 上有显著差异[36]。总的来说,有必要在临床使用数据前及对来自不同平台的研究数据进行比较时,不同供应商之间应达成一致,制订获取和处理 3DST 数据的标准方法,这样才可能实现在日常实践中的应用。

此外,不同性别和年龄个体的正常值之间的差异也要考虑在内。在东芝和 GE

表 6.2　不同作者常用的 3DST 参数的正常值

变量	Kleijn 等	Kaku 等	Muraru 等
径向应变	35.6±10.3	47.1 ± 20.3	中位数 52(Q1 47,Q3 59)LLN38
纵向应变	−15.9±2.4	−11.3 ± 4.4	中位数 19(Q1 21,Q3 17)LLN15
周向应变	30.6±2.6	−19.2 ± 6.7	中位数 18(Q1 20,Q3 17)LLN14
面积追踪	42.0±6.7	–	中位数 33(Q1 36,Q3 31)LLN26

Kelijn 等:Artida 4D 扫描仪(东芝医疗系统)自带软件。

Kaku 等:Sonos 7500 或 iE33 扫描仪(飞利浦医疗系统);4D LV 分析软件(TomTec 成像系统)。

Muraru 等:Vivid E9 扫描仪(GE Vingmed Ultrasound AS);4D Auto LVQ-EchoPAC BT12 和 BT13 软件(GE Vingmed Ultrasound AS)。

数值表示为均值±标准差或中位数和额外的数据;LLN,正态分布的下限;Q1,第一个四分位数;Q3,第三个四分位数。

的平台上,RS 和 CS 数值随年龄增长而升高,而 LS 随年龄增长而降低。AS 看起来保持不变。然而,在飞利浦平台上,上述所有参数(包括 AS 等效 3D 应变)随着年龄的增长绝对值显著降低。至于性别差异,负的 LS 和 AS 值在女性似乎更高。

文献综述及临床应用

应变的常规应用

"传统"2D-ST 参数如纵向、周向或径向应变的三维估测肯定更准确,因此预期 3D 至少具有与原始 2D 参数相当的实用性和预后判断价值, 包括但不限于以下方面:

    – 淀粉样变、化疗相关心肌病或高血压病等亚临床疾病的检测[6,7]。

    – 负荷超声心动图时检测缺血,评估存活心肌,获取冠状动脉疾病的预后信息[8-12]。

    – 心肌病和先天性心脏病时心肌重构的研究[13-16]。

    – 评估舒张功能障碍、冠状动脉疾病、心肌病和瓣膜病时旋转或扭转的变化[17-24]。

3D 应变的应用:文献综述

3DWMT 被许多研究认为比 2DST 有更深入的应用价值; 对山羊进行超声检查获得的数据验证了 3DST 技术,与经典应变数据(LS,RS,CS)相关性为 0.84~0.90[38]; Pérez de Isla 等的研究显示,3DST 可获得与 2DST 相似的参数值, 并且采集图像时间和分析时间比 2DST 短。

Nesser 等人使用心脏磁共振(CMR)来对 3DST 获得的左心室容积的准确性进行验证[39],并比较了 2DST 和新方法,得出结论是,3DST 与心脏磁共振成像的关联性更好,误差和局限性都比 2DST 更小。

上述论文和其他的研究都表明,利用 3DST 来评估左心室容积是非常可靠的技术手段,因为在观察者间、观察者内和重复性测试的一致性都很高;对于应变参数, CS 的可重复性最高,而 RS 和 LS 对测量者的依赖性更高。另外,这些研究中都排除了一定数量的超声图像质量差的患者。此外,一些研究表明在不同的供应商提供的仪器之间,容积测量和应变参数有很大的差异[40-42]。因此,这项技术对图像质量的依赖性很高,在不同的平台上得到的研究结果差异也很大。在实际的临床实践中进行此类研究时,必须考虑这些局限性。

Yodwut 等[43]报道了不同的帧频对 3DST 的影响。这项研究表明在现有的技术条件下,采集图像时保持至少 4 个心动周期,图像帧频至少在 18fps 以上才能避免丢失重要信息。

3DST 也可应用于心脏同步化治疗(CRT)领域,评估患者的不同步性[44-47](见视频 6.5)。一些参数,特别是 3DST 获得的径向应变和面积应变已成功应用于这一目的,能帮助识别延迟最严重的心肌节段,从而引导起搏导线的放置位置。用 3DST 对扭转力学的研究对 CRT 患者的筛选也是非常有帮助的[47]。甚至有人提出使用此技术来对心房变形及同步化进行评估,从而识别心房不同步,鉴别阵发性房颤患者[48]。

此外,3DST 已被证实可以用于评估右心室起搏对左心室的影响[49]。

对于急性心肌梗死的患者,3DST 可以帮助评估心肌梗死面积,而 3DST 获得的 LS 可以预测急性事件后左心室功能的恢复[50]。

在瓣膜病中,研究人员发现 3DST 参数优于 2DST 和常规超声心动图。例如,在无症状主动脉狭窄的研究队列中,3D 整体 LS 是 MACE 的有效预测因子[51]。在一项

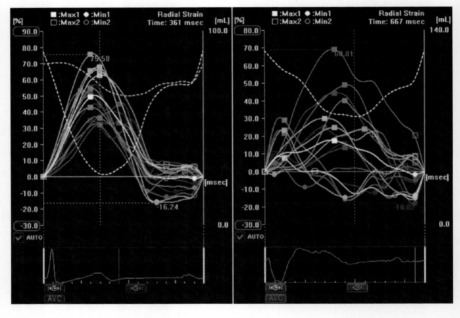

图 6.12   健康人的应变/时间曲线(左图)和室内不同步患者的应变/时间曲线(右图)。左图:每个节段心肌的应变达峰值时间基本相同。右图:左束支传导阻滞导致的室间隔达峰早和侧壁达峰晚之间的延迟。通过系统提供的数据,用延迟最久的节段(356ms)和最早开始的节段(89ms)来计算室内延迟时间(267ms)。此外,可以通过识别最晚激活的节段(前壁、前侧壁和下侧壁)来选择再同步化治疗的导线安置位置。

对 45 例射血分数正常的严重二尖瓣反流患者的研究中，AS 是心力衰竭的唯一独立预测因子[52]。

虽然大多数研究都是基于 LV 力学，但是也有一些关于心房和右心室的 3D 应变分析的文献[53,54]。

局限性和展望

局限性

在这一节中，我们主要总结前文提到的局限性。

图像质量

由于 3DST 技术依赖于对具体的形状和模式的识别，因此它对超声数据集的质量有很大的依赖。即使是使用 2D 图像分析，如果超声图像质量差，2D 斑点追踪的分析也是不可行或不准确的。此外，3DST 的超声分辨率比 2DST 更低，这使得准确追踪心内膜和心外膜更具挑战性，因此，在自动追踪后，常需要额外的手动校正。即使部分数据有很好的可重复性，但在日常实践中，观察者间和观察者自身的差异可能也会很大。

帧频/容积帧频

除了基本的成像质量外，与 2DST 技术可获得的帧频相比，3D 获得的容积帧频要低。因此，当使用这种模式的时候，时间准确率更低，识别整个心动周期内的应变峰值参数的精度也更低。

需要多个心动周期

目前的系统需要通过心电图门控采集多个心动周期的子容积图像来进行全容积三维成像。所需的心动周期数一般为 2~6 个。如果心动周期长短不齐则会出现拼接伪像，特别是在房颤患者和其他心律失常的患者中。这个伪像使准确斑点追踪和应变测量变得更加困难。

不同供应商之间的差别

许多研究都证实了对同一个患者使用不同的分析系统得到的 3DST 的参数是有明显差异的。此外，一些有相似名字的新指数在不同的操作系统中所表达的意思可能并不相同(例如,东芝的"3D strain"代表的是正的增厚测量,而飞利浦的"3D strain"代表的是缩短参数,等同于面积应变)。为了更好地应用于临床,不同的供应商公司之间应该达成共识,遵循相同的方法,提供相同的工具,并不依赖于供应商。

前景

3DST 有望在不久的将来克服它的部分局限性,届时超声技术能提供更高的帧频和更高的分辨率,同时有标准化的检测手段,不同供应商之间的研究有可比性。要实现三维应变和扭转等技术不再仅仅用于研究,也应用于日常实践,还需要更广泛的临床数据。这项技术的一些更深入应用,如开始出现 3D 负荷超声心动图、融合断层扫描与 3DST 技术,将在下一章进行讨论。

第 6 章 - 视频

视频 1 - 健康心脏 3D 应变得到的塑料袋环视图。

视频 2 - GE Echo-Pac 软件多平面显示健康心脏的牛眼图和径向应变曲线。

视频 3 - 冠状动脉对角支阻塞患者的 3D 应变甜甜圈模式图。

视频 4 - 甜甜圈模式图上观察心脏的正常扭转。

视频 5 - 东芝 Artida 仪器的多平面模式显示患者间隔和下壁心肌运动降低伴不同步。

(叶露薇 李爽 张红梅 译)

参考文献

1. Bjørnstad K, al Amri M, Lingamanaicker J, Oqaili I, Hatle L. Interobserver and intraobserver variation for analysis of left ventricular wall motion at baseline and during low and high-dose dobutamine stress echocardiography in patients with high prevalence of wall motion abnormalities at rest. J Am Soc Echocardiogr. 1996;9(3):320–8. PubMed PMID: 8736017.

2. Heimdal A, Støylen A, Torp H, Skjaerpe T. Real-time strain rate imaging of the left ventricle by ultrasound. J Am Soc Echocardiogr. 1998;11(11):1013–9. PubMed PMID: 9812093.

3. Leitman M, Lysyansky P, Sidenko S, Shir V, Peleg E, Binenbaum M, Kaluski E, Krakover R, Vered Z. Two-dimensional strain-a novel software for real-time quantitative echocardiographic assessment of myocardial function. J Am Soc Echocardiogr. 2004;17(10):1021–9. PubMed PMID: 15452466.

4. Mor-Avi V, Lang RM, Badano LP, Belohlavek M, Cardim NM, Derumeaux G, Galderisi M, Marwick T, Nagueh SF, Sengupta PP, Sicari R, Smiseth OA, Smulevitz B, Takeuchi M, Thomas JD, Vannan M, Voigt JU, Zamorano JL. Current and evolving echocardiographic techniques for the quantitative evaluation of cardiac mechanics: ASE/EAE consensus statement on methodology and indications endorsed by the Japanese Society of Echocardiography. J Am Soc Echocardiogr. 2011;24(3):277–313. doi:10.1016/j.echo.2011.01.015. PubMed PMID: 21338865.

5. Helle-Valle T, Crosby J, Edvardsen T, Lyseggen E, Amundsen BH, Smith HJ, et al. New non-invasive method for assessment of left ventricular rotation: speckle tracking echocardiography.

Circulation. 2005;112:3149–56.

6. Marwick TH. Measurement of strain and strain rate by echocardiography: ready for prime time? J Am Coll Cardiol. 2006;47:1313–27.

7. Jurcut R, Wildiers H, Ganame J, D'hooge J, De BJ, Denys H, et al. Strain rate imaging detects early cardiac effects of pegylated liposomal Doxorubicin as adjuvant therapy in elderly patients with breast cancer. J Am Soc Echocardiogr. 2008;21:1283–9.

8. Bijnens B, Claus P, Weidemann F, Strotmann J, Sutherland GR. Investigating cardiac function using motion and deformation analysis in the setting of coronary artery disease. Circulation. 2007;116:2453–64.

9. Bjork IC, Rozis E, Slordahl SA, Marwick TH. Incremental value of strain rate imaging to wall motion analysis for prediction of outcome in patients undergoing dobutamine stress echocardiography. Circulation. 2007;115:1252–9.

10. Kukulski T, Jamal F, Herbots L, D'hooge J, Bijnens B, Hatle L, et al. Identification of acutely ischemic myocardium using ultrasonic strain measurements. A clinical study in patients undergoing coronary angioplasty. J Am Coll Cardiol. 2003;41:810–9.

11. Voigt JU, Exner B, Schmiedehausen K, Huchzermeyer C, Reulbach U, Nixdorff U, et al. Strain-rate imaging during dobutamine stress echocardiography provides objective evidence of inducible ischemia. Circulation. 2003;107:2120–6.

12. Weidemann F, Jung P, Hoyer C, Broscheit J, Voelker W, Ertl G, et al. Assessment of the contractile reserve in patients with intermediate coronary lesions: a strain rate imaging study validated by invasive myocardial fractional flow reserve. Eur Heart J. 2007;28:1425–32.

13. Faber L, Prinz C, Welge D, Hering D, Butz T, Oldenburg O, et al. Peak systolic longitudinal strain of the lateral left ventricular wall improves after septal ablation for symptomatic hypertrophic obstructive cardiomyopathy: a follow-up study using speckle tracking echocardiography. Int J Cardiovasc Imaging. 2011;27(3):325–33.

14. Jasaityte R, Dandel M, Lehmkuhl H, Hetzer R. Prediction of short-term outcomes in patients with idiopathic dilated cardiomyopathy referred for transplantation using standard echocardiography and strain imaging. Transplant Proc. 2009;41:277–80.

15. Singh GK, Cupps B, Pasque M, Woodard PK, Holland MR, Ludomirsky A. Accuracy and reproducibility of strain by speckle tracking in pediatric subjects with normal heart and single ventricular physiology: a two-dimensional speckle-tracking echocardiography and magnetic resonance imaging correlative study. J Am Soc Echocardiogr. 2010;23:1143–52.

16. Koopman LP, Slorach C, Hui W, Manlhiot C, McCrindle BW, Friedberg MK, et al. Comparison between different speckle Trucking and color tissue Doppler techniques to measure global and regional myocardial deformation in children. J Am Soc Echocardiogr. 2010;23:919–28.

17. Sengupta PP, Mohan JC, Mehta V, Arora R, Pandian NG, Khandheria BK. Accuracy and pitfalls of early diastolic motion of the mitral annulus for diagnosing constrictive pericarditis by tissue Doppler imaging. Am J Cardiol. 2004;93:886–90.

18. Wang J, Khoury DS, Thohan V, Torre-Amione G, Nagueh SF. Global diastolic strain rate for the assessment of left ventricular relaxation and filling pressures. Circulation. 2007;115:1376–83.

19. Takeuchi M, Nishikage T, Nakai H, Kokumai M, Otani S, Lang RM. The assessment of left ventricular twist in anterior wall myocardial infarction using two-dimensional speckle tracking imaging. J Am Soc Echocardiogr. 2007;20:36–44.

20. Borg AN, Harrison JL, Argyle RA, Ray SG. Left ventricular torsion in primary chronic mitral regurgitation. Heart. 2008;94:597–603.

21. Bertini M, Marsan NA, Delgado V, van Bommel RJ, Nucifora G, Borleffs CJ, et al. Effects of cardiac resynchronization therapy on left ventricular twist. J Am Coll Cardiol. 2009;54:1317–25.

22. Takeuchi M, Borden WB, Nakai H, Nishikage T, Kokumai M, Nagakura T, et al. Reduced and delayed untwisting of the left ventricle in patients with hypertension and left ventricular hypertrophy: a study using twodimensional speckle tracking imaging. Eur Heart J. 2007;28:2756–62.

23. Sengupta PP, Krishnamoorthy VK, Abhayaratna WP, Korinek J, Belohlavek M, Sundt III TM, et al. Disparate patterns of left ventricular mechanics differentiate constrictive pericarditis from restrictive cardiomyopathy. JACC Cardiovasc Imaging. 2008;1:29–38.

24. Rovner A, Smith R, Greenberg NL, Tuzcu EM, Smedira N, Lever HM, et al. Improvement in diastolic intraventricular pressure gradients in patients with HOCM after ethanol septal reduction. Am J Physiol Heart Circ Physiol. 2003;285:H2492–9.

25. Ammar KA, Paterick TE, Khandheria BK, Jan MF, Kramer C, Umland MM, Tercius AJ, Baratta L, Tajik AJ. Myocardial mechanics: understanding and applying three-dimensional speckle tracking echocardiography in clinical practice. Echocardiography. 2012;29(7):861–72. doi:10.1111/j.1540-8175.2012.01712.x. Epub 2012 May 17. PubMed PMID: 22591237.

26. Pérez de Isla L, Balcones DV, Fernández-Golfín C, Marcos-Alberca P, Almería C, Rodrigo JL, Macaya C, Zamorano J. Three-dimensional-wall motion tracking: a new and faster tool for myocardial strain assessment: comparison with two-dimensional-wall motion tracking. J Am Soc Echocardiogr. 2009;22(4):325–30. doi:10.1016/j.echo.2009.01.001. Erratum in: J Am Soc Echocardiogr. 2009 Jun;22(6):745-e1. PubMed PMID: 19345302.

27. Saito K, Okura H, Watanabe N, Hayashida A, Obase K, Imai K, Maehama T, Kawamoto T, Neishi Y, Yoshida K. Comprehensive evaluation of left ventricular strain using speckle tracking echocardiography in normal adults: comparison of three-dimensional and two-dimensional approaches. J Am Soc Echocardiogr. 2009;22(9):1025–30. doi:10.1016/j.echo.2009.05.021. Epub 2009 Jun 24. PubMed PMID: 19556106.

28. Reant P, Barbot L, Touche C, Dijos M, Arsac F, Pillois X, Landelle M, Roudaut R, Lafitte S. Evaluation of global left ventricular systolic function using three-dimensional echocardiography speckle-tracking strain parameters. J Am Soc Echocardiogr. 2012;25:68–79.

29. Urbano-Moral JA, Patel AR, Maron MS, Arias-Godinez JA, Pandian NG. Three-dimensional speckle-tracking echocardiography: methodological aspects and clinical potential. Echocardiography. 2012;29(8):997–1010. doi:10.1111/j.1540-8175.2012.01773.x. Epub 2012 Jul 12. Review. PubMed PMID: 22783969.

30. Shiota T, editor. 3D Echocardiography. Boca Raton: CRC Press; 2007.

31. Pérez de Isla L, Millán M, Lennie V, Quezada M, Guinea J, Macaya C, Zamorano J. Area strain: normal values for a new parameter in healthy people. Rev Esp Cardiol. 2011;64(12):1194–7. doi:10.1016/j.recesp.2011.03.021. Spanish. PubMed PMID: 21684666.

32. Wen H, Liang Z, Zhao Y, Yang K. Feasibility of detecting early left ventricular systolic dysfunction using global area strain: a novel index derived from three-dimensional speckle-tracking echocardiography. Eur J Echocardiogr. 2011;12(12):910–6. doi:10.1093/ejechocard/jer162. Epub 2011 Sep 6. PubMed PMID: 21900298.

33. Kaku K, Takeuchi M, Tsang W, Takigiku K, Yasukochi S, Patel AR, Mor-Avi V, Lang RM, Otsuji Y. Age-related normal range of left ventricular strain and torsion using three-dimensional speckle-tracking echocardiography. J Am Soc Echocardiogr. 2014;27(1):55–64. doi:10.1016/j.echo.2013.10.002. Epub 2013 Nov 13. PubMed PMID: 24238753.

34. Jasaityte R, Heyde B, D'hooge J. Current state of three-dimensional myocardial strain estimation using echocardiography. J Am Soc Echocardiogr. 2013;26(1):15–28. doi:10.1016/j.echo.2012.10.005. Epub 2012 Nov 11. Review. PubMed PMID: 23149303.

35. Kleijn SA, Aly MF, Terwee CB, van Rossum AC, Kamp O. Reliability of Leith ventricular volumes and function measurements using three-dimensional speckle tracking echocardiography. Eur Heart J Cardiovasc Imaging. 2012;13(2):159–68. doi:10.1093/ejechocard/jer174. Epub 2011 Sep 16. PubMed PMID: 21926118.

36. Muraru D, Cucchini U, Mihăilă S, Miglioranza MH, Aruta P, Cavalli G, Cecchetto A, Padayattil-Josè S, Peluso D, Iliceto S, Badano LP. Left ventricular myocardial strain by three-dimensional speckle-tracking echocardiography in healthy subjects: reference values and analysis of their physiologic and technical determinants. J Am Soc Echocardiogr. 2014;27(8):858–71. e1. doi: 10.1016/j.echo.2014.05.010. Epub 2014 Jun 26. PubMed PMID: 24975996.

37. Kleijn SA, Pandian NG, Thomas JD, Perez de Isla L, Kamp O, Zuber M, Nihoyannopoulos P, Forster T, Nesser HJ, Geibel A, Gorissen W, Zamorano JL. Normal reference values of left ventricular strain using three-dimensional speckle tracking echocardiography: results from a multicentre study. Eur Heart J Cardiovasc Imaging. 2015;16(4):410–6. doi:10.1093/ehjci/jeu213. Epub 2014 Oct 26. PubMed PMID: 25345661.

38. Seo Y, Ishizu T, Enomoto Y, Sugimori H, Yamamoto M, Machino T, Kawamura R, Aonuma K. Validation of 3-dimensional speckle tracking imaging to quantify regional myocardial deformation. Circ Cardiovasc Imaging. 2009;2(6):451–9. doi:10.1161/CIRCIMAGING.109.

858480. Epub 2009 Sep 12. PubMed PMID: 19920043.

39. Nesser HJ, Mor-Avi V, Gorissen W, Weinert L, Steringer-Mascherbauer R, Niel J, Sugeng L, Lang RM. Quantification of left ventricular volumes using three-dimensional echocardiographic speckle tracking: comparison with MRI. Eur Heart J. 2009;30(13):1565–73. doi:10.1093/eurheartj/ehp187. Epub 2009 May 29. PubMed PMID: 19482868.

40. Yuda S, Sato Y, Abe K, Kawamukai M, Kouzu H, Muranaka A, Kokubu N, Hashimoto A, Tsuchihashi K, Watanabe N, Miura T. Inter-vendor variability of left ventricular volumes and strains determined by three-dimensional speckle tracking echocardiography. Echocardiography. 2014;31(5):597–604. doi:10.1111/echo.12432. Epub 2013 Nov 6. PubMed PMID: 25070187.

41. Badano LP, Cucchini U, Muraru D, Al Nono O, Sarais C, Iliceto S. Use of three-dimensional speckle tracking to assess left ventricular myocardial mechanics: inter-vendor consistency and reproducibility of strain measurements. Eur Heart J Cardiovasc Imaging. 2013;14(3):285–93. doi:10.1093/ehjci/jes184. Epub 2012 Sep 11. PubMed PMID: 22968525.

42. Gayat E, Ahmad H, Weinert L, Lang RM, Mor-Avi V. Reproducibility and inter-vendor variability of left ventricular deformation measurements by three-dimensional speckle-tracking echocardiography. J Am Soc Echocardiogr. 2011;24(8):878–85. doi:10.1016/j.echo.2011.04.016. Epub 2011 Jun 8. PubMed PMID: 21645991.

43. Yodwut C, Weinert L, Klas B, Lang RM, Mor-Avi V. Effects of frame rate on three-dimensional speckle-tracking-based measurements of myocardial deformation. J Am Soc Echocardiogr. 2012;25(9):978–85. doi:10.1016/j.echo.2012.06.001. Epub 2012 Jul 4. PubMed PMID: 22766029.

44. Thebault C, Donal E, Bernard A, Moreau O, Schnell F, Mabo P, Leclercq C. Real-time three-dimensional speckle tracking echocardiography: a novel technique to quantify global left ventricular mechanical dyssynchrony. Eur J Echocardiogr. 2011;12(1):26–32. doi:10.1093/ejechocard/jeq095. Epub 2010 Aug 24. PubMed PMID: 20736292.

45. Li CH, Carreras F, Leta R, Carballeira L, Pujadas S, Pons-Lladó G. Mechanical left ventricular dyssynchrony detection by endocardium displacement analysis with 3D speckle tracking technology. Int J Cardiovasc Imaging. 2010;26(8):867–70. doi:10.1007/s10554-010-9644-x. Epub 2010 Aug 14. PubMed PMID: 20711677.

46. Tanaka H, Tatsumi K, Matsumoto K, Kawai H, Hirata K. Emerging role of three-dimensional speckle tracking strain for accurate quantification of left ventricular dyssynchrony. Echocardiography. 2013;30(9):E292–5. doi:10.1111/echo.12280. Epub 2013 Jun 6. PubMed PMID: 23741972.

47. Matsumoto K, Tanaka H, Tatsumi K, Miyoshi T, Hiraishi M, Kaneko A, Tsuji T, Ryo K, Fukuda Y, Yoshida A, Kawai H, Hirata K. Left ventricular dyssynchrony using three-dimensional speckle-tracking imaging as a determinant of torsional mechanics in patients with idiopathic dilated cardiomyopathy. Am J Cardiol. 2012;109(8):1197–205. doi:10.1016/j.amjcard.2011.11.059. Epub 2012 Jan 28. PubMed PMID: 22285093.

48. Mochizuki A, Yuda S, Oi Y, Kawamukai M, Nishida J, Kouzu H, Muranaka A, Kokubu N, Shimoshige S, Hashimoto A, Tsuchihashi K, Watanabe N, Miura T. Assessment of left atrial deformation and synchrony by three-dimensional speckle-tracking echocardiography: comparative studies in healthy subjects and patients with atrial fibrillation. J Am Soc Echocardiogr. 2013;26(2):165–74. doi:10.1016/j.echo.2012.10.003. Epub 2012 Nov 8. PubMed PMID: 23140846.

49. Tanaka H, Matsumoto K, Hiraishi M, Miyoshi T, Kaneko A, Tsuji T, Ryo K, Fukuda Y, Tatsumi K, Yoshida A, Kawai H, Hirata K. Multidirectional left ventricular performance detected with three-dimensional speckle-tracking strain in patients with chronic right ventricular pacing and preserved ejection fraction. Eur Heart J Cardiovasc Imaging. 2012;13(10):849–56.

50. Wang Q, Huang D, Zhang L, Shen D, Ouyang Q, Duan Z, An X, Zhang M, Zhang C, Yang F, Zhi G. Assessment of myocardial infarct size by three-dimensional and two-dimensional speckle tracking echocardiography: a comparative study to single photon emission computed tomography. Echocardiography. 2015;32(10):1539–46. doi:10.1111/echo.12901. Epub 2015 Feb 15. PubMed PMID: 25684359.

51. Nagata Y, Takeuchi M, Wu VC, Izumo M, Suzuki K, Sato K, Seo Y, Akashi YJ, Aonuma K, Otsuji Y. Prognostic value of LV deformation parameters using 2D and 3D speckle-tracking

echocardiography in asymptomatic patients with severe aortic stenosis and preserved LV ejection fraction. JACC Cardiovasc Imaging. 2015;8(3):235–45. doi:10.1016/j.jcmg.2014.12.009. Epub 2015 Feb 11. PubMed PMID: 25682511.

52. Casas-Rojo E, Fernández-Golfin C, Moya-Mur JL, González-Gómez A, García-Martín A, Morán-Fernández L, Rodríguez-Muñoz D, Jiménez-Nacher JJ, Martí Sánchez D, Zamorano Gómez JL. Area strain from 3D speckle-tracking echocardiography as an independent predictor of early symptoms or ventricular dysfunction in asymptomatic severe mitral regurgitation with preserved ejection fraction. Int J Cardiovasc Imaging. 2016;9 [Epub ahead of print] PubMed PMID: 27161336.

53. Nemes A, Domsik P, Kalapos A, Lengyel C, Orosz A, Forster T. Comparison of three-dimensional speckle tracking echocardiography and two-dimensional echocardiography for evaluation of left atrial size and function in healthy volunteers (results from the MAGYAR-Healthy study). Echocardiography. 2014;31(7):865–71. doi:10.1111/echo.12485. Epub 2013 Dec 17. PubMed PMID: 24341394.

54. Smith BC, Dobson G, Dawson D, Charalampopoulos A, Grapsa J, Nihoyannopoulos P. Three-dimensional speckle tracking of the right ventricle: toward optimal quantification of right ventricular dysfunction in pulmonary hypertension. J Am Coll Cardiol. 2014;64(1):41–51. doi:10.1016/j.jacc.2014.01.084. PubMed PMID: 24998127.

第 7 章

三维超声心动图在结构性心脏病介入治疗中的应用

Covadonga Fernández-Golfín Lobán，Alejandra Carbonell San Román，José Luis Zamorano

引言

经皮导管介入治疗各类瓣膜性心脏病和非瓣膜性心脏病近年来日益增加。传统方法，主要是用透视和二维经食管超声心动图（two dimensional transesofageal echocardiography，2D TEE）引导，但这两种方法都有其局限性。结构性心脏病介入治疗需要持续软组织成像，采用透视成像是不可能实现的，且目标结构可视化较差，患者过多暴露于电离辐射环境。另外，作为单平面投影成像，对心脏的三维结构综合评估需要多平面投影成像和专业知识积累。2D TEE 可以在引导过程进行实时持续的心脏结构和功能评估。然而，作为二维成像模式，需要多平面和多视角成像对某一结构进行完整评估。2D TEE 对导管进行监测和可视化也受到一定限制[1-3]。

3D 超声心动图尤其是 3D TEE 可以获得实时（1 个完整心动周期）的三维图像，具有良好的空间和时间分辨率。它可以同时清晰地显示所有相关心脏结构，更好地显示导管和导线。3D TEE 可以为异常的心脏结构提供更好的解剖学认识，而这在术前和术中都至关重要。

C.F.-G. Lobán (✉) • A.C.S. Román • J.L. Zamorano
Cardiology Department, University Hospital Ramón y Cajal,
Carretera de Colmenar Km 9.400, 28034 Madrid, Spain
e-mail: covagolfin@yahoo.es

本章在线视频文件网址：https://link.springer.com/chapter/10.1007/978-3-319-50335-6_7

一般来说,引导过程采用实时 3D 成像或一个心动周期成像的放大 3D 模式。在第一种情况下,一组 60°×30°金字塔形容积数据实时显示,容积帧频可高达 25Hz。通过增加或减少纵向和横向宽度,调整容积以满足对解剖结构显示的需要。横向和纵向位移也简化了采集过程,因为操作者可以在不移动探头或改变平面的情况下,通过移动容积块而获取实时的全部图像。放大 3D 采集允许在一个心动周期内获取具有可变大小和时间分辨率的截面图像数据集。技术进步简化了 3D 图像的获取。目前,任何三维成像方式都可以通过单心动周期或多心动周期采集而不受容积大小的限制。因为已经可以在一个心动周期内获得很高的容积频率,现已极少需要在获取准确的时间分辨率之前进行多心动周期成像[1]。

本章将对引导介入治疗结构性心脏病的 3D TEE 技术进行综述。

房间隔缺损

3D TEE 已经改变了传统对房间隔及房间隔缺损的评估。在进行介入治疗之前可以对房间隔缺损的大小和类型进行准确评估,同时可以明确是否适合介入封堵。通过三维容积采集,从左房(图 7.1)或右房侧观对房间隔进行独特的"正面"显示,对于定位房间隔缺损、评估边缘和单个或多个缺损非常有价值[1,2,4]。它也适用于没有继发孔型房间隔缺损,但房间隔解剖极具挑战的情形。通常情况下,在 TEE 双腔静脉平面与 3D 放大模式进行图像采集。需要调整横向和纵向的尺寸,使整个房间隔和邻近结构包含在容积范围内。由于结构较大所需的采集容积也较大,时间分辨率下降到约 5 容积帧/秒,但这种情况,也不算其局限性,因为房间隔的活动度低,并不需要太高的时间分辨率。在增加横向和纵向宽度,包纳整个房间隔后,也可以使用实时 3D 采集。3D 图像可从右房或左房侧进行快速评估,首先可以用来对缺损定位,排除多孔缺损,并评估大小(图 7.2)。在这些图像中,直径和面积都很容易测量。然而,为了更准确地评估缺损的大小和边缘,特别是在一些复杂病例,建议从 3D 容积数据获取多平面图像(图 7.3)[4,5]。

通过股静脉穿刺的房间隔缺损封堵术简单明确。TEE 可以显示导管通过缺损区到左房,并撑开装置,首先是左房盘,再是右房盘。3D TEE 可以通过实时动态图像进行全程监测。0°四腔心切面显示的房间隔通常是进行监测的标准切面。点击 3D 按钮,得到一个较薄的 3D"金字塔"容积图像。如果需要,可以增加垂直宽度,稍向反时针方向旋转容积,获得经左房的完整房间隔。封堵器植入后,在释放前需确认伞盘在房间隔的正确位置,以及正常的二尖瓣功能和肺静脉血流,排除残余分流。2D TEE 需要通过不同平面扫查对封堵结果进行综合评估。3D TEE 可以在同一容

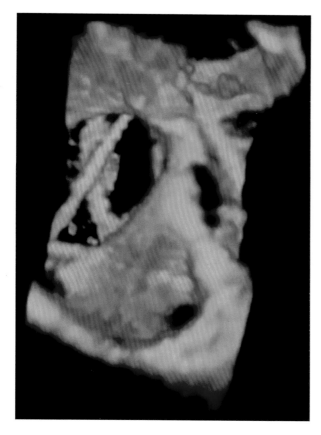

图 7.1　3D 实时图像显示介入封堵术中导管经右房面穿过继发孔型房间隔缺损。

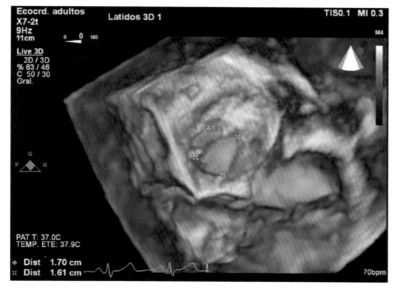

图 7.2　房间隔缺损经皮介入封堵术的实时三维图像。左房侧观房间隔缺损，它的位置、形状和大小一目了然。

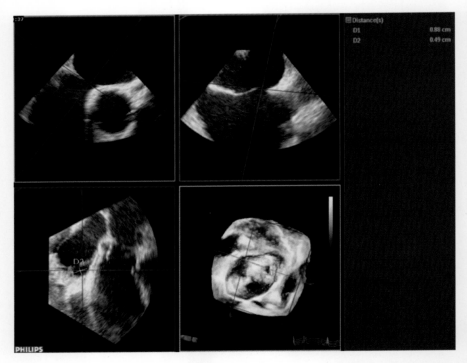

图 7.3 房间隔小缺损的多平面重建,较好地显示缺损的心动周期,各切面均显示小缺损,3 个切面彼此垂直,最后在"正面"视角测量缺损的大小,左下角图像。

积从不同视角观察房间隔,提供伞器独特的"正面"观图像(图 7.4,视频 7.1)。

TAVI

3D TEE 已成为术前和术中评估 TAVI 患者的必备技术[6,7]。

术前

3D TEE 可在术前确定主动脉瓣狭窄的真正严重程度并测量瓣环径大小(表 7.1)。采集 45°主动脉瓣短轴切面和 120°左室流出道切面图像。通常采用 3D 放大模式,调整侧向和垂直宽度,确保包纳完整的瓣环、左室流出道和近端升主动脉。时间分辨率应尽可能优化到至少 10 容积帧/秒。如果将容积调整到主动脉瓣环,在单心动周期采集模式下很容易实现。然而在某些情况下,获得高容积帧频就会牺牲空间分辨率和测量的图像质量。由于这些患者的主动脉瓣钙化严重,我们建议在两个平面上获取 3D 图像,从而减少钙化声影可能造成的限制。基于三维容积数据进行多

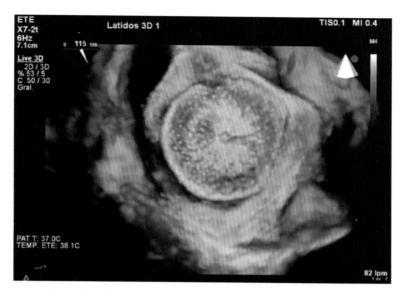

图 7.4 实时三维图像显示从左房侧观房间隔，Amplatzer 封堵器装置的左盘面。

表 7.1 3D 成像在 TAVI 术前的应用

	成像切面	3D 模式	备注
主动脉瓣面积	TEE 45° 和 120° 主动脉瓣短轴切面和左室流出道切面	3D 聚焦放大模式，调整主动脉瓣的容积获得优化的时间分辨率	用 3D 和 3 幅 2D 正交平面获取图像，确保相关结构在获得容积内 在多平面重建中进行分析 调整平面垂直于收缩期主动脉瓣最狭窄区域
主动脉瓣环径	TEE 45° 和 120° 主动脉瓣短轴切面和左室流出道切面	3D 聚焦放大模式，调整主动脉瓣的容积获得优化的时间分辨率	在多平面重建中进行分析 调整平面垂直于收缩中期主动脉瓣环无法显示钙化瓣叶处（在钙化的主动脉瓣环平面下）
主动脉根部的评估	120°~140° 左室流出道切面	3D 聚焦放大模式，调整主动脉瓣的容积获得优化的时间分辨率	在多平面重建中进行分析；在舒张期不同水平垂直于主动脉壁调整平面

平面重建可用于瓣口面积和瓣环径的测量。在收缩期主动脉瓣开口最窄水平上垂直调整参考平面，可以对主动脉瓣口面积进行勾画（（图 7.5）。不同的文献结果表明，3D 瓣膜面积勾画在判断主动脉瓣狭窄的严重程度方面优于 2D 方法。该测量结果与连续性方程和血流动力学评估瓣膜面积法均有较好的相关性。在同一多平面图像中，成像平面可以向下移动到主动脉环处，容易同时测量直径、面积和周长。在收缩中期，从右冠状瓣与主动脉前壁焦点垂直于主动脉根部长轴处测量主动脉瓣环最大径（图 7.6 和 7.7）。由于主动脉瓣环不是圆形的，而是椭圆形的，因此 3D 测量主动脉瓣环大小要优于 2D 评估，后者只能测量较小的矢状面直径。不同的文献表明，3D 瓣环评估的优势，TEE 或 CT 均优于 2D 评估[8,9]。瓣环径测量越准确对患者结局会越好，因其可减少瓣周漏的发生率[10]。从 3D 图像中还可获得额外信息，包括到左右冠状动脉主干起始部的距离、瓣膜钙化程度和二尖瓣反流的严重度。

术中引导

在引导过程中，2D 和 3D 成像都需要。3D 成像克服了 2D 图像的局限性，它可以使导线和导管显示得更加清晰，并且实时正交双平面和 3D 成像在不同的步骤中均有帮助（表 7.2）。在某些情况下，穿过狭窄的主动脉瓣比较困难，实时三维成像提供了瓣膜的"正面"观视图，并可与双平面成像一起协助完成这项任务。在左室流出道长轴切面，3D 实时成像可以显示导线、瓣膜成形球囊位置、充气情况及其效果（图7.8）。用同样的方法，可以引导人工瓣推进和定位，它能更好地勾画球囊和人工瓣膜

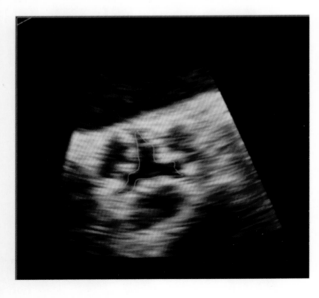

图 7.5 多平面重建后选择最小面积行 3D 主动脉瓣面积测量。平面垂直于主动脉瓣叶，位于瓣叶远端，此处可见较小的瓣口面积。

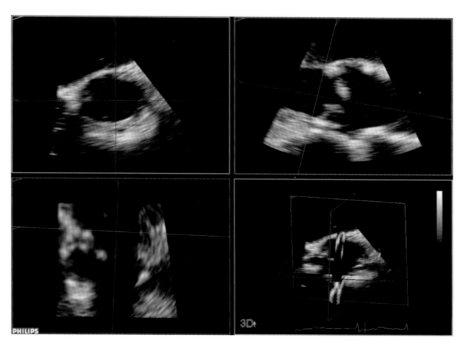

图 7.6　多平面重建的主动脉瓣环 3D 放大图像。这些轴线在主动脉环水平的 3 个正交平面上相互垂直。

的轮廓，从而在主动脉瓣环内实现最佳定位。Edward-Sapiens 瓣膜的最佳位置是主动脉瓣环平面下方 2~4mm，而自膨胀瓣膜应该放置在下方 5~10mm[2,6]。在释放展开后，需要评估人工瓣的位置、瓣叶的运动、是否存在瓣膜反流及其程度。这样就可以通过 2D 和 3D 成像来评估人工瓣的位置和瓣叶运动（视频 7.2）。3D 成像，不论是实时或 3D 放大均可通过多平面重建，用于可疑人工瓣膜功能障碍或 2D 超声评估存在局限性的情况。3D 超声心动图可以更好地评估瓣架内和瓣周反流。双平面在短轴和长轴同时显示人工主动脉瓣是可行的，也是对瓣膜反流进行定位和程度评估的首选方法（图 7.9）。3D 放大模式获取的 3D 彩色多普勒图像经多平面重建后可对反流束的起源和大小，以及反流束在瓣环周围的延伸程度进行评估。可对缩流颈面积进行测量，避免了 2D 超声评价反流的局限性。VARC 的建议认为，对于瓣周漏，射流所占瓣环周长的比例可为反流的严重程度提供半定量评估：<10% 为轻度，10%~29% 为中度，≥30% 为重度[11]。这在手术过程中是至关重要的，因为在某些情况下根据瓣膜反流的程度和人工瓣位置需要进一步行人工瓣后扩张。一旦确定了人工瓣的正确位置和功能，在结束引导之前，应进行二尖瓣反流严重程度、左室壁节段运

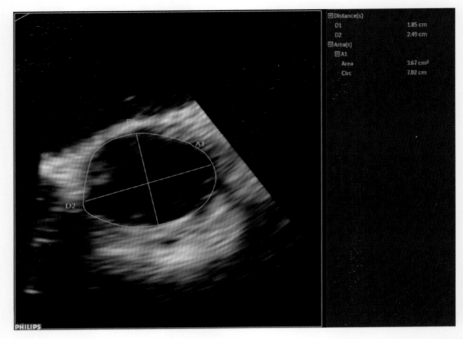

图 7.7　经过多平面的分析，选择最佳的主动脉瓣环图像，放大进行直径、面积和周长的测量。

表 7.2　三维成像在 TAVI 术中的引导应用

	成像切面	3D 模式	备注
主动脉瓣跨瓣	TEE45° 和 120° 主动脉瓣短轴和左室流出道长轴切面	正交双平面成像，实时 3D 主动脉瓣短轴切面	2D 正交图像和实时 3D 图像的主动脉瓣正面观在一些困难病例中引导穿越主动脉瓣具有重要作用
主动脉瓣成形	TEE120° 左室流出道长轴切面	实时 3D 图像	充气过程中气囊位置和即刻效果的评估
人工主动脉瓣植入	TEE120° 左室流出道长轴切面	实时 3D 图像	确认主动脉瓣环内人工瓣膜的位置，评估其释放和即刻效果
植入后的评价	TEE45° 和 120° 主动脉瓣短轴和左室流出道长轴切面	无彩色多普勒和加彩色多普勒的正交双平面成像，实时 3D 主动脉瓣短轴切面，主动脉瓣 3D 放大及彩色 3D 放大成像	正交 2D 图像可作为瓣膜位置和瓣叶运动评估的首选方法。利用彩色多普勒评价主动脉瓣反流、射流、定位及程度，实时 3D 成像辅助显示瓣叶运动及人工瓣位置。3D 放大图像结合多平面重建，可以全面评价瓣叶运动和反流束的缩流颈面积

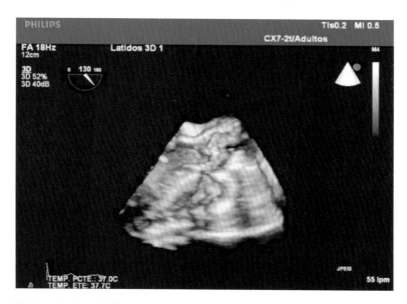

图 7.8　实时 3D 图像，左室流出道切面用于监测经皮人工主动脉瓣的植入。

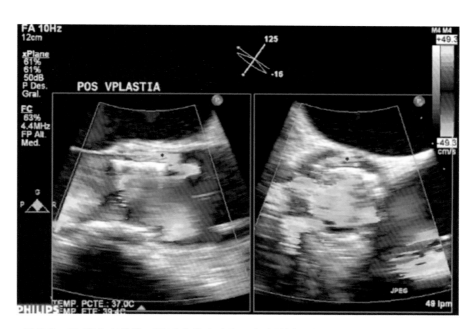

图 7.9　2D 彩色多普勒双平面成像显示人工主动脉瓣及位于后方的明显瓣周漏(*)。

动、心包积液和主动脉壁的评估，以排除手术中其他较罕见的并发症。

二尖瓣钳夹术

经皮二尖瓣修复（MVR）使用二尖瓣钳夹术（MitraClip）系统（MitraClip，Abbott Vascular，Abbott Park，IL，USA），该技术已经成为严重二尖瓣反流和高风险外科二尖瓣置换手术的一种替代治疗选择。这项技术基于夹子夹住前后瓣叶近游离缘处，形成双孔二尖瓣，增加瓣叶对合面，从而减少二尖瓣反流的原理。超声心动图，尤其是 3D TEE 在整个过程中的所有步骤都是必不可少的，包括患者的选择、介入过程的引导和对效果的评估。MitraClip 治疗的有效性和可行性取决于患者的选择，以及对二尖瓣解剖和功能的准确评价。植入术需要在术前正确选择患者，在手术过程中严密引导，在术后效果评估后才能释放装置[12,13]。

术前

MitraClip 术前必须对二尖瓣进行全面评估。3D TEE 克服了 2D 超声心动图的诸多局限，在很多临床案例中被证明更具有优越性。3D TEE 在 MitraClip 患者选择上的主要优势是对二尖瓣反流的严重程度和二尖瓣形态的评价[14,15]。首先，3D TEE 不需要几何假设，直接测量近端等速表面积和缩流颈，提高准确度[16,17]。在处理功能性 MR 时，这一点尤其重要。瓣膜装置的非对称变形将产生非球形类似漏斗状的反流束包绕闭合缘，这只能在 3D TEE 中完全显示。首先通过包纳整个二尖瓣在内的 3D 放大彩色多普勒采集，定位反流束，这是非常重要的，因为最适宜 MitraClip 的反流束起源应该在 A2 和 P2 之间，偏心性或更复杂的反流束就不太适用。随后，以反流束为中心获取较小的 3D 容积（不包含部分二尖瓣环）以增加时间分辨率，可用于二尖瓣缩流颈分析（图 7.10 和 7.11）。不同的参考文献表明 3D TEE 较 2D TEE 准确性更高。其次，对于二尖瓣的形态学评价，相同的 3D 放大图像提供了在单一切面中显示整个二尖瓣更多细节的图像（视频 7.3），并且可以在图像所有平面进行旋转和角度调整。另外，还可在左房和左室面获取二尖瓣的正面观[18]。已经证明，与 2D TTE 相比，3D TEE 在识别瓣膜分区及 2D TEE 中经常遗漏的瓣叶裂、关闭间隙和穿孔等方面更准确。通过对这些图像的评估，可以制订手术计划，确定最大二尖瓣反流的确切位置，甚至在二尖瓣反流非常严重时可进行两个钳夹关闭裂隙。此外，通过 3D 图像的平面测量来评估二尖瓣面积（图 7.12）也是必不可少的，瓣口面积小于 3cm^2 是禁忌证（表 7.3）。

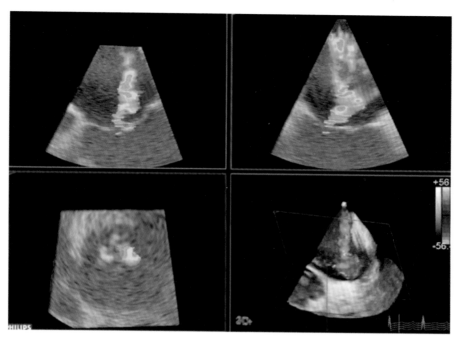

图 7.10 彩色多普勒 3D 成像,多平面图像显示在 3 个不同平面对反流缩流颈面积进行 3D 评估。

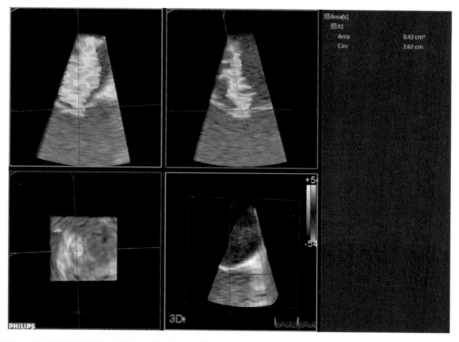

图 7.11 3D 缩流颈测量。轴向对齐垂直于缩流颈。可见反流口的"正面"切面,然后手动勾画面积(左下图)。

术中引导

　　在这个过程中,以下这些步骤的三维成像必不可少(表7.4)。首先,房间隔穿刺。对于MitraClip的植入,穿刺点需要在偏上、偏后的"卵圆窝"位置。这个位置可以在左心房操控导管,使装置向二尖瓣靠近。从穿刺点到二尖瓣的最小距离是35~40mm,以确保适当的空间操作器械和植入。3D TEE探头可同时在双腔静脉和短轴切面中显示房间隔,以引导穿刺(图7.13)。同时,实时3D图像获取可实现对房间隔的正面可视化,确定最佳位置。一旦看见穿刺隆起,需要在0°的四腔心切面评估其距二尖瓣的距离。这可以通过2D TEE完成,但实时3D图像更有价值,可以全程可视化整个房间隔并进行测量(图7.14)[12,13,18]。

　　一旦房间隔穿过,下一步需要扩开卵圆孔,以允许输送系统进入左心房。然后采用超硬导丝,在3D TEE监控下,防止左心房侧壁和左心耳损伤。这里的实时3D加双平面图像可使大部分的导丝成像。引导导管进入左心房,退出导丝。在对夹子输送系统的操控和推进过程中,为避免与周围结构接触,需要应用2D TEE多切面连续监测导管尖端。实时3D TEE可以在单一视角下实现引导导管、夹子输送系统

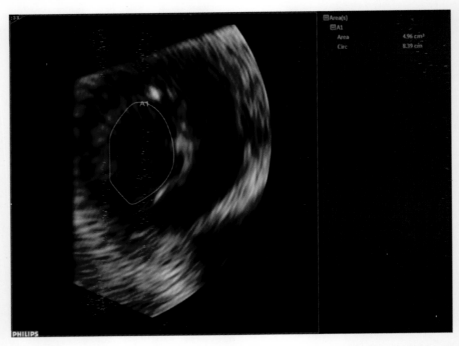

图7.12　通过多平面3D重建,垂直于瓣口开放最窄平面的二尖瓣叶,对瓣口面积进行三维测量。

表 7.3 二尖瓣钳夹术前的 3D 成像

	成像切面	3D 模式	备注
二尖瓣反流	TEE 可显示二尖瓣和反流束的最优图像	3D 彩色放大图像，调整取样容积到恰好包含反流束，优化时间分辨率，高容积分辨率的图像模式	应用 3D 和 3 个 2D 正交平面获取图像，确保反流束起源在取样容积范围内。运用多平面重建图像进行分析。调整平面垂直于反流束最窄的部分，这个位置的短轴切面用于勾画测量有效反流口的缩流颈面积
二尖瓣形态学	TEE 可显示二尖瓣最佳图像	3D 放大图像，调整二尖瓣容积，优化时间分辨率	经左心房正面显示二尖瓣，评估闭合不良、瓣叶裂和其他瓣膜异常
二尖瓣口面积	TEE 可显示二尖瓣最优图像	3D 放大图像，调整容积至二尖瓣，优化时间分辨率	应用多平面重建图像进行分析。舒张期调整平面垂直于二尖瓣叶开放的最窄处。这个位置的短轴切面用于勾画测量瓣口面积

和解剖结构的可视化。传送系统向下方旋转、朝向二尖瓣叶，平行于二尖瓣血流。矫正位置可通过实时双平面成像在 55°~75° 瓣缘联合平面和 100°~160° 左心室流出道长轴切面确定，通过确定内外侧和前后方位进行评估。在这个步骤使用 3D TEE 特别有效，因其可在单一视角追踪操作过程，显示二尖瓣叶和邻近的夹子的正面观（图 7.15）[1,12,13]。

夹子最佳位置应紧靠二尖瓣反流口上方。在 3D TEE 放大图像的引导下，夹臂与瓣膜对合线垂直放置。一旦夹子传送系统对准，即可将其推入左室，同时从 2D TEE 左心室长轴切面可以观察夹臂张开。3D 成像可快速再次明确是否对准。装置夹紧瓣叶前需要将输送装置回退至左心房内。通过在双平面成像模式下通过二尖瓣瓣缘联合平面和左室流出道切面确定夹子夹持正确的瓣叶，然后夹子逐渐闭合。同时两个瓣叶被成功夹住后，需要应用彩色多普勒对残余二尖瓣反流进行评估。

如果残余反流很明显，尽管可能需要植入第二个夹子，仍应尝试重新定位夹子到一个更满意的位置。在这种情况下，必须通过 2D TEE 连续多普勒测量跨瓣压差和 3D TEE 测量双孔的几何面积，排除明显的二尖瓣狭窄。最终释放后，使用 2D 和 3D TEE 再次评估残余二尖瓣反流、二尖瓣狭窄程度和房间隔分流。通过 3D 放大的左心房和左心室观察最终夹子的位置（视频 7.4），并识别残余反流束[12,13]。

表 7.4 二尖瓣钳夹术中的 3D 成像

	成像切面	3D 模式	备注
穿刺房间隔	TEE 90°~110°双腔静脉切面	X 平面或双平面模式	同时显示双腔静脉平面（上下方位参考）和短轴切面（前后方位参考）
确认穿刺点	0°四腔心切面	实时 3D 成像,增加垂直宽度以充分显示整个房间隔和卵圆窝	定位膨出位置在卵圆窝内应用多平面重建的 3D 成像或其他特殊软件确定到二尖瓣的距离是否可行
导管进入左心房	TEE 0°~90°	实时 3D	追踪在左心房内的导管尖端,监测朝向二尖瓣叶推进的过程
夹子定位	TEE 任意切面,通常为 55°~70°瓣缘联合平面或120°~135° LVOT切面	3D 放大	经左心房面的二尖瓣叶正面观,确定夹子垂直于二尖瓣的闭合缘
植入后评估	TEE 任意能够充分显示二尖瓣的切面	3D 放大,彩色 3D放大	明确夹子在二尖瓣叶上的位置,并观察前后叶形态,通过二尖瓣正面观评估瓣膜残余反流、起源、反流束数目。最终通过多平面重建直接测量二尖瓣两个孔的面积

LVOT,左心室流出道。

瓣周漏封堵术

　　心脏瓣膜置换术后发生瓣周漏(Paravalvular leaks,PVL)比较罕见。通常在常规超声心动图随访中偶然发现,但其临床意义却是千差万别:从无症状患者到难治性心力衰竭和(或)严重的溶血性贫血。它们可以在任何心脏人工瓣膜中出现,但更多见于二尖瓣和主动脉瓣。其诊断是也依赖于超声心动图。TTE 可以诊断某些病例特定位置的严重瓣周漏,但在大多数情况下,漏本身可能没有被发现,只注意到跨瓣高血流动力相关的间接彩色多普勒参数(流速、峰值和平均跨瓣压差增高)。这时通常需要 TEE 明确诊断,评估严重瓣膜反流的形状、大小和程度。2D TEE 是首选方法,但 3D TEE 能够更好地评估反流位置、形状、大小和程度。对于需行瓣周漏封堵

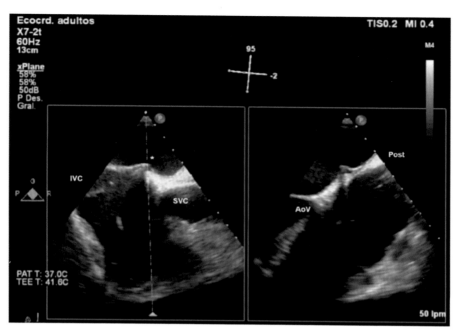

图 7.13　双平面 2D 成像显示穿刺房间隔。可见双腔静脉切面(左)和短轴切面(右)。可以清楚地看到穿刺房间隔的膨出点(*)位于靠上份和中央的卵圆窝位置。SVC，上腔静脉；IVC，下腔静脉；AoV，主动脉瓣；Post，后方。

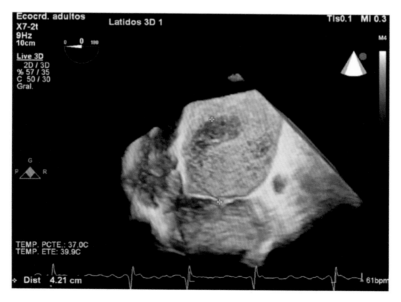

图 7.14　经左心房面观房间隔的实时 3D 图像。在真正穿刺和穿过房间隔之前，测量房间隔膨出点到二尖瓣的距离，确认穿刺精确位置。

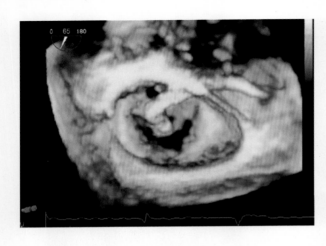

图 7.15 从心房面的正面观(外科位置) 二尖瓣的 3D 放大图像。可见 MitraClip 输送导管穿过房间隔接近二尖瓣。从这个角度可以清楚地看到夹子几乎平行于闭合线。

的患者,这些信息都是至关重要的。这种情况下,3D TEE 明显优于 2D TEE[19-21]。

术前

二尖瓣瓣周漏

2D TEE 多平面成像可以对二尖瓣瓣周漏进行评估,然而,要对其大小和位置进行完整的评价,需要从不同的探查角度(0°~180°)对整个瓣环进行不同的 2D 和 2D 彩色图像评价。关于漏口的位置、形状和大小需要有一个四维重建,然后给出最后的诊断。二尖瓣 PVL 的形状变化很大,如新月形或扭曲的椭圆形。对反流严重程度的评估也颇具挑战性。常用的是彩色多普勒法,可应用自身瓣膜反流评估的相同方法,特别是缩流颈宽度和 PISA 法有效反流口面积 (effective regurgitant orifice area,EROA)。然而,这些方法在这类患者中有明显的局限性,严重程度的最后分级不应依赖于某一个参数,而应是对病例的综合评估。3D TEE 克服了某些局限性[21]。对于瓣周漏的解剖评估,3D 容积采集可从心房或心室角度获得独特的正面观,完整地显示二尖瓣环。这种可视化可以更好地评估瓣周漏的位置、大小和形状 (图 7.16 和视频 7.5)。相同的方法,多个瓣周漏更容易被识别,这对计划进行经皮 PVL 封堵是至关重要的。以二尖瓣人工瓣为中心的 3D 放大采集使得这类图像在单心动周期内具有精确的时间和空间分辨率。我们建议在进行采集时尽量用相同的平面,在相同的方向观察二尖瓣以便于对人工瓣和瓣环进行综合评价。通常,二尖瓣 PVL 解剖描述采用模拟外科医生入路的钟向描述,二尖瓣环前侧 12 点位置对应主动脉瓣,9 点位置对应左心耳。3D 图像怀疑的瓣周漏需要 3D 彩色图像验证,因常常出现类似于解剖缺陷的回声失落伪像。如今的彩色多普勒 3D 图像可以在任何图

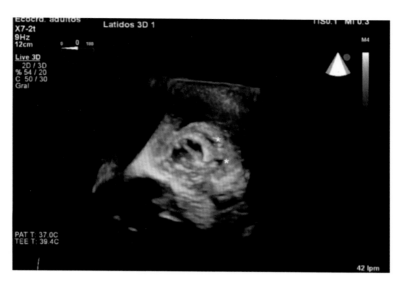

图 7.16　实时 3D 成像，左心房视角的二尖瓣人工瓣"正面"观，显示后方和后外侧的两个漏口（*）。

像模式下获取。主要局限性在于时间分辨率，这也是为什么需要使用高容积帧频的图像采集方式。然而，即使使用高容积帧频的图像，时间分辨率依然可能很低。多心动周期采集可改善时间分辨率，但有拼接伪像，特别是在房颤患者容易出现。我们建议降低感兴趣区的取样容积，提高容积帧频，从而对瓣周漏进行综合性评价。利用这些图像，PVL 大小、位置和形状及多个漏都可以进行评估。使用专业软件进行离线分析，可以通过勾画有效反流口面积的缩流颈的面积（EROA）来评估二尖瓣反流的严重程度，从而避免了传统方法的局限性。利用彩色多普勒成像测量的 EROA 与瓣周漏的程度或 MR 的相关性均优于解剖反流口面积（anatomic regurgitant orifice area, AROA），后者由于增益和压缩设置可能会高估或低估真实大小[22]。

主动脉瓣瓣周漏

主动脉瓣 PVL 通常是多发、偏心的，形状也不规则。它们容易被混响伪像和声影所掩盖，给漏口识别、可视化和量化带来巨大挑战。虽然采用了评估自身主动脉瓣反流的一般方法，但类似于二尖瓣 PVL 的评估，因反流束的特殊性质，一些半定量或定量参数可能是不准确的。正如讨论的二尖瓣 PVL，需要多平面 2D TEE 用于明确主动脉瓣 PVL 的诊断。食道中段短轴切面（45°）和左心室流出道（120°）切面是必须的，然而由于受人工瓣声影影响，要描绘主动脉瓣 PVL 通常比较困难，特别是位于靠前位置的漏。在某些病例，PVL 只能在经胃底的切面可见。彩色多普勒用于评估反流的严重程度,然而在左心室流出道测量缩流颈宽度或射流宽度有局限性,其有效性尚未得到证实。内漏占瓣环的比例是评价 PVL 严重程度的较好参数:<10%为轻度反流,10%~30%为中度,>30%为重度。获取 3D 放大图像可以更好地评估漏口、位置和形状。而准确的位置描述仍然是至关重要的;推荐应用钟面描述的外科视角,三尖瓣隔瓣在 9 点钟位置。彩色 3D 图像的采集,无论是 3D 放大或实时 3D 图像均有助于描绘真正的漏口、大小和形状。如二尖瓣 PVL 所述,需要优化时间分辨率,3D EROA 评估优于误差较大的传统 2D 方法。

术中引导

PVL 封堵术需要 TEE 引导。根据二尖瓣或主动脉瓣 PVL 的位置,决定顺行经房间隔穿刺或经主动脉瓣逆行入路。主动脉瓣 PVL 常应用逆行入路,二尖瓣则顺行和逆行入路均可行。在二尖瓣 PVL 处理过程中,有时候需要一个闭合通路对输送导管给予支撑。在手术开始时,有必要对之前 TEE 结果再评估确认,同时可以排除出现的血栓或赘生物[1,19-21]。实时和放大 3D TEE 图像必须识别解剖漏口,根据大小和位置帮助选择适当的封堵器。2D TEE,但大多数情况下是 3D TEE,可引导推进导管和导丝,并帮助调整。操作过程中,必要时 TEE 可引导穿刺房间隔。然后,超声对于明确导丝穿过漏口而不是人工瓣也是非常重要的。一旦进入,超声图像需要明确导丝的位置在漏口内。尽管这可以通过 2D TEE 实现,但有时由于声影和导丝自身的限制,导丝的可视化比较困难。3D TEE 克服了这些局限,它可以更好地显示接近人工瓣的导线和导管。实时 3D 成像可调整容积大小和位置获得更好的图像质量。输送鞘管通过裂口用于安放封堵器。这通常是在透视和超声引导下完成的,尤其是 3D 超声。位置调整后的评估用 3D 图像很容易完成。3D 放大或实时 3D 采集可获得心房或心室正面观的封堵器图像,以确定位置正确(图 7.17)和并发症的存在[21]。彩色多普勒用于评估残余反流和其与封堵器的位置关系。3D 彩色图像是评估瓣周漏及其位置的最佳方法。如果确定了封堵器的位置正确并且明显降低了反流的严重程度,则可以安全释放,并对最后的结果进行再评估。3D 图像优于 2D 图像,尤其能更好地了解封堵器位置,以及与人工瓣环及其他装置的关系。

其他应用

房间隔穿刺

房间隔穿刺是经皮治疗不同结构心脏病诸多步骤的一部分[1,2]。根据手术方式,

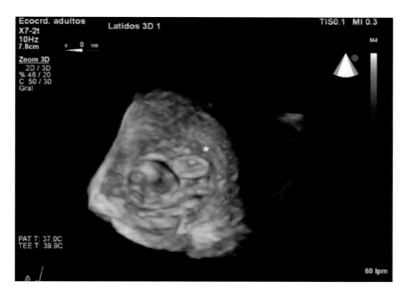

图 7.17　实时 3D 成像,二尖瓣人工瓣的正面观,显示二尖瓣环后方的瓣周漏封堵器(*)(左心房视角)。在封堵器的前方,一个较小的裂口仍然存在。

部分需要定位于卵圆窝,而 TEE 是必须的。3D 优于 2D,因其可在正交切面同时显示房间隔膨隆区,并可经左心房面正面显示卵圆窝,便于明确位置。实时 3D 图像观察房间隔,采用 X 平面或双平面图像模式使隆起定位于偏后方进行确认评估。可以在任何平面进行采集,然而,从四腔心切面顺时针旋转图像所获取的房间隔左心房面观的评估更精准。

左心耳封堵术

　　左心耳封堵术(left atrial appendage closure,LAAC)已成为治疗有长期口服抗凝药禁忌的高栓塞风险房颤患者的一种替代方法。基于外科左心耳结扎术,该手术方法是用两种可能的装置(Amplatzer 或 Watchman)填充封闭左心耳。临床结果显示这种方法具有较好的应用前景,该方法已被证明是安全的,且发生再栓塞率与抗凝治疗患者相近。术前应排除左心耳(LAA)血栓,并对 LAA 大小和形状进行综合评价。2D TEE 可以评价左心耳的大小和形态,但完整的评估需要在不同的 2D 平面进行,获取 0°、34°、90°、120° 和 150°图像。当左心耳较大时,在不同平面测量开口和着陆区(开口下方约 1cm 的左回旋支水平处)的大小。着陆区的最大径用于选择封堵器的大小,封堵器应选择比测量径大 2~4mm。LAA 的深度对于确保封堵器有足够的植入空间也很重要。LAA 形态各异,如鸡翅形、仙人掌形、菜花形、风帆形等,对复杂病例的手术策略制订具有重要意义。3D TEE 优于 2D TEE,因其可通过 3D 容积采集对左心耳进行完整评估。离线分析和多平面重建可对开口和着陆区的直径、面积,包括左心耳形态进行评价(图 7.18)。

　　由于 LAA 是一种软组织结构,透视中没有钙化和其他解剖标志,因此超声是引导手术的关键。第一步是房间隔穿刺,应在卵圆窝的下后方穿刺。导丝进入左心耳,然后输送导管也进入心耳内。2D 和 3D TEE 均用于明确封堵器在心耳内的正确位置以便于释放(图 7.19)。封堵器安放是在透视和超声引导下完成。应对封堵器在心耳内的正确位置和开口水平的外盘(如 Amplatzer 装置)进行评估,以明确可以完全封闭左心耳且没有明显的残余漏(图 7.20)。在封堵器释放前需要评估二尖瓣功能和肺静脉血流是否正常[1]。

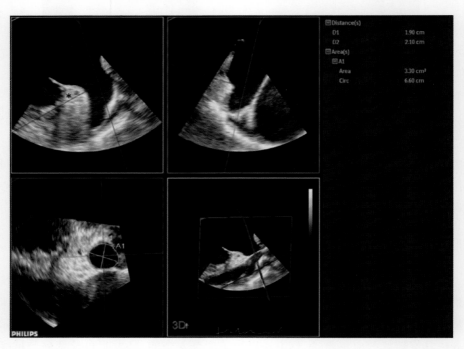

图 7.18　通过 3D 放大采集获得多平面左心耳重建图像。对着陆区[左回旋支为参考(*),开口下约 1cm]水平对齐的轴线区域进行测量。

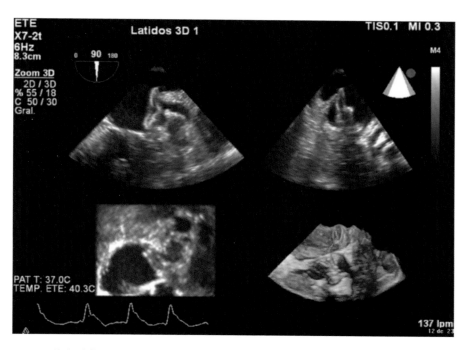

图 7.19　3D 放大采集获取左心耳 Amplatzer 封堵释放后的图像,从该图中可获取评估位置和效果所需的任何平面。

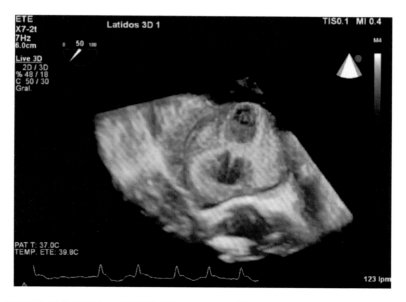

图 7.20　实时 3D 图像显示左心耳封堵术后 Amplatzer 装置。经左心房的正面观,呈现典型的"8"字图像。

（张清凤　彭佳　王胰　译）

参考文献

1. Faletra FF, Pedrazzini G, Pasotti E, et al. 3D TEE during catheter-based interventions. JACC Cardiovasc Imaging. 2014;7:292–308.
2. Balzer J, Kelm M, Kühl HP. Real-time three-dimensional transoesophageal echocardiography for guidance of non-coronary interventions in the catheter laboratory. Eur J Echocardiogr. 2009;10:341–9.
3. Zamorano JL, Badano LP, Bruce C, et al. EAE/ASE recommendations for the use of echocardiography in new transcatheter interventions for valvular heart disease. Eur Heart J. 2011;32:2189–214.
4. Bartel T, Müller S. Device closure of interatrial communications: peri-interventional echocardiographic assessment. Eur Heart J Cardiovasc Imaging. 2013;14:618–24.
5. Kijima Y, Akagi T, Nakagawa K, et al. Three-dimensional echocardiography guided closure of complex multiple atrial septal defects. Echocardiography. 2014;31:E304–6.
6. Zamorano JL, Gonçalves A, Lang R. Imaging to select and guide transcatheter aortic valve implantation. Eur Heart J. 2014;35:1578–87.
7. Smith LA, Monaghan MJ. Monitoring of procedures: peri-interventional echo assessment for transcatheter aortic valve implantation. Eur Heart J Cardiovasc Imaging. 2013;14:840–50.
8. Altiok E, Koos R, Schröder J, et al. Comparison of two-dimensional and three-dimensional imaging techniques for measurement of aortic annulus diameters before transcatheter aortic valve implantation. Heart. 2011;97:1578–84.
9. Smith LA, Dworakowski R, Bhan A, et al. Real-time three-dimensional transesophageal echocardiography adds value to transcatheter aortic valve implantation. J Am Soc Echocardiogr. 2013;4:359–69.
10. Santos N, de Agustin JA, Almeria C, et al. Prosthesis/annulus discongruence assessed by three-dimensional transesophageal echocardiography: a predictor of significant para valvular aortic regurgitation after transcatheter aortic valve implantation. Eur Heart J Cardiovasc Imaging. 2012;13:931–7.
11. Kappetein AP, Head SJ, Généreux P, et al. Updated standardized endpoint definitions for transcatheter aortic valve implantation: the valve academic research consortium-2 consensus document (VARC-2). Eur J Cardiothorac Surg. 2012;42:S45–60.
12. Wunderlich NC, Siegel RJ. Peri-interventional echo assessment for the mitraclip procedure. Eur Heart J Cardiovasc Imaging. 2013;14:935–9.
13. Quaife RA, Salcedo EE, Carroll JD. Procedural guidance using advance imaging techniques for percutaneous edge-to-edge mitral valve repair. Curr Cardiol Rep. 2014;16:452. doi:10.1007/s11886-013-0452-5.
14. Jain S, Malouf JF. Incremental value of 3-D transesophageal echo- cardiographic imaging of the mitral valve. Curr Cardiol Rep. 2014;16:439. doi:10.1007/s11886-013-0439-2.
15. Lancellotti P, Moura L, Pierard LA, et al. European association of echocardiography recommendations for the assessment of valvu- lar regurgitation. Part 2: mitral and tricuspid regurgitation (native valve disease). Eur J Echocardiogr. 2010;11:307–32.
16. Kahlert P, Plicht B, Schenk IM, et al. Direct assessment of size and shape of non-circular vena contracta area in functional versus organic mitral regurgitation using real-time three-dimensional echocardiography. J Am Soc Echocardiogr. 2008;21:912–21.
17. de Agustín JA, Marcos-Alberca P, Fernandez-Golfin C, et al. Direct measurement of proximal isovelocity surface area by single-beat three-dimensional color Doppler echocardiography in mitral regurgitation: a validation study. J Am Soc Echocardiogr. 2012;25:815–23.
18. Faletra FF, Pedrazzini G, Pasotti E, et al. Role of real-time three dimensional transoesophageal echocardiography as guidance imaging modality during catheter based edge-to-edge mitral valve repair. Heart. 2013;99:1204–15.
19. Kliger C, Eiros R, Isasti G, et al. Review of surgical prosthetic paravalvular leaks: diagnosis and catheter-based closure. Eur Heart J. 2013;34:638–49.

20. Kim MS, Casserly IP, Garcia JA, et al. Percutaneous transcatheter closure of prosthetic mitral paravalvular leaks: are we there yet? J Am Coll Cardiol Intv. 2009;2:81–90.
21. Becerra JM, Almeria C, de Isla LP, et al. Usefulness of 3D transoesophageal echocardiography for guiding wires and closure devices in mitral perivalvular leaks. Eur J Echocardiogr. 2009;10:979–81.
22. Franco E, Almería C, de Agustín JA, et al. Three-dimensional color Doppler transesophageal echocardiography for mitral paravalvular leak quantification and evaluation of percutaneous closure success. J Am Soc Echocardiogr. 2014;27:1153–63.
23. Wunderlich NC, Beigel R, Swaans MJ, et al. Percutaneous interventions for left atrial appendage exclusion: options, assessment, and imaging using 2D and 3D echocardiography. JACC Cardiovasc Imaging. 2015;8:472–88.

第 8 章

三维超声心动图与其他影像技术的融合:复合成像

Eduardo Casas Rojo, María Valverde Gómez

融合成像的历史

自从多层螺旋 CT(MDCT)无创冠脉造影技术问世以来,已经有大量研究证实了多种成像融合系统的临床实用性,其他影像模式所提供的功能学信息用以补充 MDCT 提供的解剖学信息。2005 年,Namdar 等[1]描述了一种将 4 层 MDCT 与 PET 结合的设备,得到了相应冠状动脉或其分支区域可视化灌注缺损的融合图像,通过在 25 例患者身上进行量化,灵敏性、特异性、阳性预测率、阴性预测率分别为 90%、98%、82%及 99%,类似于 PET 结合有创冠脉造影的金标准。一些其他研究使用了拥有更高级性能的融合设备也得出了类似结论。

2007 年,Gaemperli 等[2]研究认为融合影像系统并不需要复合成像设备。与之不同,此系统将基于不同设备(64 层 MDCT 与 SPECT)进行的两项研究得出的结果通过软件融合完成。该作者在同年发表的其他研究[3],展示了他们丰富的临床经验,并阐明通过两种独立研究得出的可疑或不一致结论的病例中,融合影像的增量价值与上述独立研究相比,可以排除 25%的病例;那些解剖结构异常与灌注缺损位置一致或"匹配"的病例中,如果没有融合影像技术,有 35%的损伤不能被证实。其他研究运用类似的系统,进一步佐证了这些临床发现[4]。

E.C. Rojo (✉) • M.V. Gómez
Cardiology Department, Hospital Ramon y Cajal, Madrid, Spain
e-mail: ecasasweb@hotmail.com
本章在线视频文件网址:https://link.springer.com/chapter/10.1007/978-3-319-50335-6_8

也有其他研究证实在冠心病治疗策略和血管重建方面,核医学成像(SPECT 或 PET)与 MDCT 融合可以准确定位缺血区域罪犯动脉的能力。融合影像研究在决策制订和筛选需要进行有创冠脉造影的患者方面的作用已经被证实，并且其对损伤的预后评估可靠性也较好[4]。

另一种通过解剖和功能评估获得融合图像的方法是使用一种技术在同一设备上获得两个独立的图像,然后通过软件将它们融合。在 White 等人的研究中[5],他们采用 3T 磁共振在慢性冠心病患者中获取冠状动脉和静脉的解剖图像,并与标记心脏瘢痕的序列结合，提示这项技术可在计划行冠状动脉介入治疗和心脏再同步治疗的患者中起到一定作用。

在另一项与影像融合相关的研究中[6],20 例已确诊或疑似冠脉疾病患者采用了 SPECT 与药物负荷 3D 超声心动图相结合的方法，在进行了有创冠状动脉造影的患者中,发现融合系统比独立研究更能有效鉴别是否存在严重的冠脉疾病。

这些融合系统有一定的应用前景,但也有局限性,如高成本(特别是涉及 CMR 时),以及使用 PET 或 SPECT 时的辐射剂量问题,尽管目前的 MDCT 技术已经实现了剂量的大幅减少,但在核医学研究中,改进并不那么显著。

3D 负荷超声心动图

静息时进行 2D 超声心动图检查如若发现局部心肌收缩异常对诊断疑似冠脉疾病很有价值。但是,如果没有这些异常征象,就需要负荷试验来评估缺血程度,可以采用运动负荷试验或者药物负荷试验(多巴酚丁胺、双嘧达莫、腺苷)。在静息状态,相较于普通超声心动图,3D 超声心动图可以对容量和射血分数进行更精确的评估,但在负荷状态支持 3D 超声心动图优势的数据量却有限。

Amhmad 等于 2001 年在 2D 超声基础上对 3DE 多巴酚丁胺负荷试验的可行性做了研究[7]。评价局部收缩力时,在基线水平表现出可接受的一致性(84%,Kappa=0.59),在峰值水平表现出良好的一致性(88.9%,Kappa=0.72);3DE 与 2DE 相比,观察者间差异更低、图像获取时间更短,以及发现冠脉病变敏感性更高。

Matsamura 等发现[8],以 SPECT 作为金标准的话,3D 和 2D 超声心动图具有相似的敏感性、特异性及精确度,而基于冠脉造影的一项研究也得出了类似结果[9]。但是,在另一项 3D 和 3D 造影超声心动图研究中,两种方法的一致性仅为中等水平,可能是受更大的换能器与更低的帧频所限制[10]。

3D 声学造影超声心动图除了可以评价收缩功能外，最近的研究也论证了评估心肌灌注的可行性[11,12],但目前其相对于 2D 心脏声学造影的优势并不明确。

近年来,一些新的技术手段不断出现,例如多层模式[13]及运用新型小换能器进行高容积率扫描[14],提高了负荷状态的 3DE 质量,展现出优于 2D 的特点,特别是在评估左前降支疾病方面,因为 3DE 能更好地显示心尖段。在另外一项研究中[15],2D 超声心动图似乎能更好地评估基底段、中段下壁和下间隔,这提示 2D 联合 3D 超声心动图最具优势。

3DST(三维斑点追踪成像技术)是负荷状态 3DE 评价收缩功能的一种新方法。作为一种独立的方案,尽管它在技术上是可行的(图 8.1),目前这项方法仅有少量的研究数据,也许它是实现另一种影像融合方式的关键所在,这将在后面的章节讲述。获取负荷 3DST 的方案与第 6 章讲述相同,在运动或药物负荷前先获取基线数据,接着按照普通 2D 负荷超声心动图流程进行,而额外的三维采集是需要在负荷模式下按"暂停"键,切换成 3D 探头,再取得峰值 3DST 图像。

冠脉多排 CT 与超声 3D 斑点追踪成像融合

概述

正如第 6 章所讲述的,2008 年 3D 超声心动图设备首次实现只从心尖采集图像就可同步获取所有左心室节段三维分析的心肌形变参数 (3D 斑点追踪成像,3DSTI)。左心室三维图像通过彩色编码心肌形变程度,如容积表示或轴心图,类似于门控 SPECT,使得以上图像联合 MDCT 获取图像进行融合成为可能。2013 年人们推出了融合成像软件的原型。最初的试验探究 MDCT 与静息状态 3DST 超声心动图融合,在识别静息时局部收缩力异常方面很有用(图 8.2);在我们团队发表的第一个融合影像病例中,运用多巴酚丁胺负荷超声心动图的 3DST,对比静息状态和峰值负荷的 3D 应变,从而评估这些改变与冠脉解剖的关系[16]。细节参见图 8.3。应用系统容易识别的常见标志, 通过 MDCT DICOM 文件和 3DST 超声心动图半自动获取融合图像。如果发现融合图像不准确,可以操纵重叠的图像以更好地校准(图 8.4)。

融合影像模式

• 三维容积重建(图 8.5)。它显示了主动脉根部、冠状动脉树和左心室容积图像,这些图像可以静态浏览或在心动周期中以电影模式观看。不同的颜色编码表示形变参数的大小(通常表示三维应变,但也可选择为径向应变、纵向应变、面积应变等)。最常用的编码是深蓝色区域对应运动减弱区,黄色标记节段有更好的收缩力。冠状动脉和左心室应变的同时显示可以直观地显示冠脉狭窄与运动减弱区域

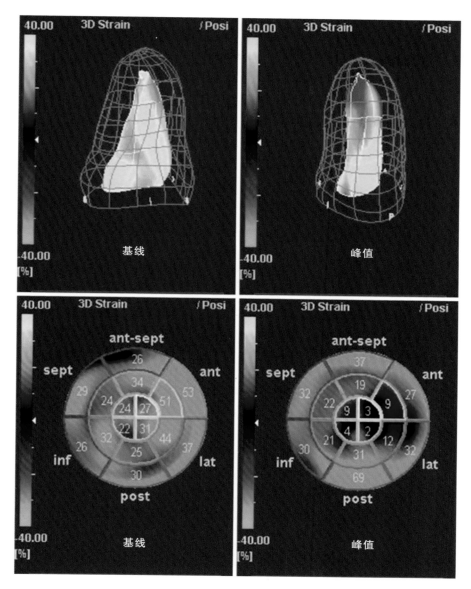

图 8.1　3DSTI 在多巴酚丁胺负荷超声心动图中的应用。左边的袋状图和靶心图是基线状态时获取，显示了正常的左心室功能和正常的各节段 3D 应变值。右边是在峰值负荷时获取，心尖、前壁和前侧壁因缺血而导致应变值较低，而其余室壁由于高负荷剂量多巴酚丁胺的作用，应变值较高。

间的"匹配"关系。

　　• 轴心图或牛眼图(图 8.6)。它显示了 16 或 17 个心肌节段(取决于所选模型)和每个节段的平均应变，以及叠加在其上的冠状动脉中远段。轴心图的彩色编码与

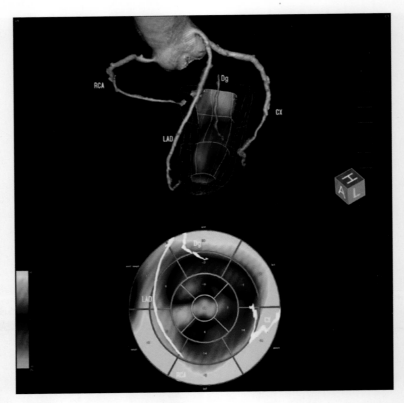

图 8.2　静息状态 3DST 超声心动图与 MDCT 融合。心尖及前壁收缩力减低的区域提示 LAD 病变。融合视图清晰地显示它与一支对角支的次全闭塞有关。

左心室容积重建的编码相同。还有一张冠状动脉解剖支配区域图(图 8.7)，是依据每个患者动脉的大小和形状，设置 3 个区域，分别属于左前降支、回旋支和右冠状动脉。这种方法可能比通常将特定心肌节段分配给特定冠状动脉更有用。此外，可以显示每个区域的平均应变，并可以定量评价负荷试验过程中应变的增加或减少。如果该系统在不久的将来得到验证，负荷超声心动图定量研究将可能成为现实。

融合 TC+3D-ST 体系的优势

正如本章第 1 节所述，冠状动脉解剖和功能评估相结合的优点已经通过 SPECT/PET 和 MDCT 融合进行了检测。用同一图像同时评估疾病的两个方面，比分别用两种实验来评估更有价值。这些信息可能影响医生的诊疗决策，而且解剖和功能匹配情况与预后相关。使用超声心动图的新策略较 SPECT 或 PET 有明显优势，而且没有有害辐射。以同一冠脉树作为参考，在没有额外辐射的情况下，在患者的

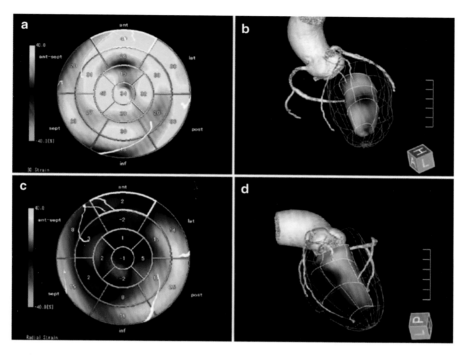

图 8.3　负荷 3DST 与 MDCT 融合的首次记录。一位三支病变的患者接受了多巴酚丁胺负荷试验,观察到室间隔、心尖及前壁的明显缺血改变。融合图像展示了这些区域与左前降支的关系。图 a 和 b 是基线状态,图 c 和 d 是峰值负荷状态。

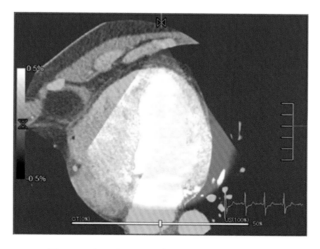

图 8.4　左心室 MDCT 与超声图像重叠融合。

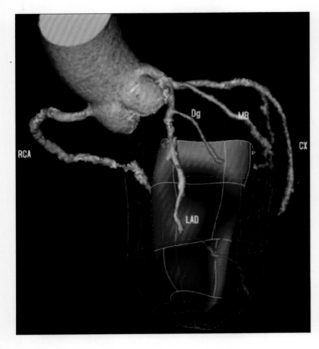

图 8.5　主动脉根部、冠脉树及左心室立体三维重建。左前降支远端的重度狭窄与心尖三维应变区相匹配。

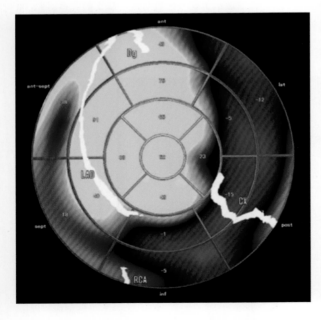

图 8.6　既往回旋支闭塞的心肌梗死患者心肌节段、冠状动脉和径向应变彩色编码的极坐标图。在支架置入后进行影像融合。前侧壁和下侧壁上的暗区对应回旋支的供血区。

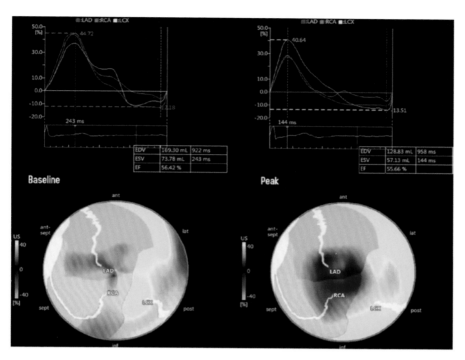

图 8.7　三支病变患者冠状动脉解剖供血区域和多巴酚丁胺负荷试验的缺血反应。极坐标图表示每支冠脉对应的心肌分布，图表表示相应区域 3D 应变曲线。左图表示基线水平，整个极坐标图表面的应变是正常的，曲线表示三支冠脉供血区域的应变较高；右图表示峰值水平，低应变区域出现在心尖，即前降支和右冠状动脉供血区。图表表示前降支和右冠状动脉供血区域应变降低，回旋支供血区域应变增加。

随访中可将几种研究方法进行比较。

技术的局限性

将超声心动图作为这些融合系统的功能组成部分而非灌注技术（如 PET 或 SPECT），局限性在于不是直接评估灌注情况，而是评估灌注对心脏力学的影响。此外，3DST 技术可以通过自动勾勒心内膜和心外膜边界获得完美的图像，但这些系统的准确性高度依赖于声窗质量。当图像欠佳时，通常需要手动校正，而且研究的重复性可能不太好。

此外，这些研究的帧频（通常在 20~25vps）是一个主要限制，尤其是应用于心率增快的患者时，正如在运动负荷或药物负荷期间一样，而此时融合影像能发挥更大的临床效用。不论如何，正在进行的针对此系统的临床验证研究将提供该技术真正的临床应用价值。

未来的方向

有一项研究是针对融合系统的新应用，该应用将冠状静脉可视化与图像斑点追踪相结合，这种融合旨在定位最后收缩的节段及其与特定冠状静脉的关系（图8.8）。应用这种方法的一例临床个案已经发表[17]。在心脏再同步化治疗中，此种融合影像可能有助于定位最适合左心室起搏的静脉。

3DST 技术将进一步发展，以提高图像质量、自动探查描绘心内膜和心外膜边界的可靠性及帧频。此外，不同品牌兼容的系统可以处理来自不同 3DST 系统的数据，将更适用于临床。

三维超声心动图和透视：超声融合导航

微创心血管介入治疗因其有效性和安全性应用越来越广。二维 X 线成像曾是引导此类心脏操作的主要成像方法。它有很多优点，如导管、瓣膜、金属、钙化灶成像的高清晰度，良好的时间分辨率。但它对软组织显像不良、只有 2D 图像、需要造影剂且具有放射性。

这就是超声心动图成为导管室必备工具的原因。它含有透视所缺乏的所有特

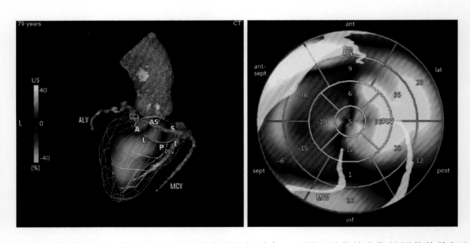

图 8.8 冠状静脉 MDCT 与 3DST 显示的径向应变相融合。左图显示收缩末期的冠状静脉与左心室，展现了最后激活的黄色区域（侧壁）。与其相对的室壁（室间隔）收缩较早，此时为负向应变，颜色为蓝色。右图显示同一帧的极坐标图。两个区域的差别提示收缩不同步。后外侧静脉融合在最晚收缩区域，可能是应用同步化治疗时适宜放置导线的位置。

性，是一种无辐射、无须造影剂、允许连续软组织成像的技术。此外，经食管（TEE）和3D 超声心动图能提供较经胸 2D 超声心动图（TTE）更明确的心内结构形态和空间关系[18]。

在介入治疗过程中，常用 X 线显示导管和装置，超声心动图显示解剖结构和软组织。但是到目前为止，还不能同时评估这两类结构，因需要多个屏幕，并且需要花费大量的精力进行成像人员和操作者的协调沟通。

最近，一个新的导航系统（EchoNavigator，三维超声融合导航，Philips Healthcare，Best，the Netherlands）已经推出，它可以实时同步超声心动图和 X 线透视。这项新的影像技术可以改进超声医师和介入医师的沟通，增强信心，提高解剖辨识度，帮助引导并提高工作效率[19,20]。

三维超声融合导航技术通过经食管超声探头的定位和跟踪，将两种成像模式放置在同一坐标系中。在同步化 TEE 和透视图像后，系统将自动追随 C 形臂移动。通过这种方式，C 形臂移动时超声图像也会更新，并以相同角度重建图像，使操作者能够在复杂的介入手术中快速了解解剖和心内结构与装置之间的关系。

此外，还可以设置标记（点或叉）来突出超声心动图图像上的重要结构，并在透视图像上自动显示和实时更新标记。在引导复杂导管或装置操作时，确定并显示标记点非常实用，这极有可能大大减少操作时间与辐射量。

从更实际的角度出发，我们将描述这项技术的常规性能，图像是如何呈现的，以及其主要临床应用。

程序在开始时，TEE 探头与获取的两种角度透视投影结果进行注册匹配[21]。一旦该算法识别了 TEE 探头及其方向，TEE 和 X 线图像就可以融合并进行操作。

该系统提供 4 幅图像显示（图 8.9），通常显示以下几个视图：①透视视图；②C 臂架视图，此时超声心动图视图与 X 线视图位于同一平面（由 C 臂每次移动自动更新）；③超声心动图视图，这是标准 TEE 视图投映在超声医师屏幕上；④可以被旋转和剪切的自由视图。

因此，三维超声融合导航可以让介入医生（通常可以熟练使用透视图像，但较少使用超声图像）使用对他们来说更直观的透视，同时可提供额外信息，特别是超声心动图提供的 3D 软组织成像。主要的空间转换（如超声图像在不常用视角的旋转）不再需要由医生来施行，系统会自动匹配超声与 X 线图像并以熟悉的视角显示形态[22]。

第 7 章详细讲解了介入引导的过程。然而，在以下各节中，我们将总结常见操作中三维超声融合导航技术的特殊作用。

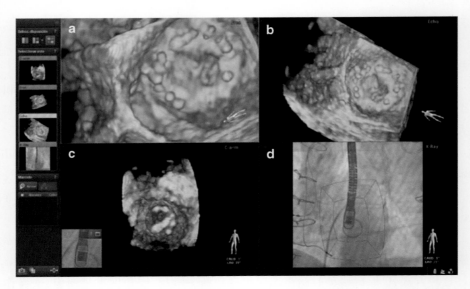

图 8.9　三维超声融合导航。屏幕上同时显示了人工二尖瓣漏封堵术时的 4 种实时成像模式。上面两张图是不同视角的 3D TEE,向心脏介入医生展示了漏的位置及其与周围组织的关系。在右下方图像中,透视图与左下图的金字塔形 3D 超声图相匹配,并且两个图像随 X 线 C 臂同步移动。

经皮主动脉瓣置换术(TAVR)

　　基于以上描述的所有特点,似乎很容易认识到 TAVR 术时透视与超声心动图相融合的实用性。在整个手术过程中某些特定的步骤(如球囊瓣膜成形、人工瓣膜植入),三维超声融合导航的应用可以改善心脏团队的沟通,使介入操作更安全、更有效。对于 Sapien 瓣膜,约有一半应该位于主动脉环的上方和下方。对于 Core 瓣膜,应用 TEE 确认镍钛合金支架位于钙化的自体瓣环的边界内。在快速起搏和球囊扩张期(针对 Sapien 瓣)或展开 Core 瓣时,瓣膜可视化可快速验证瓣膜放置是否正确[23]。

　　在 TAVR 术中,三维超声融合导航最常用于瓣膜钙化程度较低的患者,此时,透视成像主动脉瓣环可能更具挑战性。主动脉瓣环能在超声图像中被标记出来,这些标记能够被自动转换定位在透视图像上(图 8.10 和图 8.11),可以运用这些标记作为引导导管及评估人工瓣植入深度的参考[24]。

经皮二尖瓣修复术

　　结构性心脏病的介入治疗相当复杂,例如缘对缘二尖瓣修复术需要整合多种

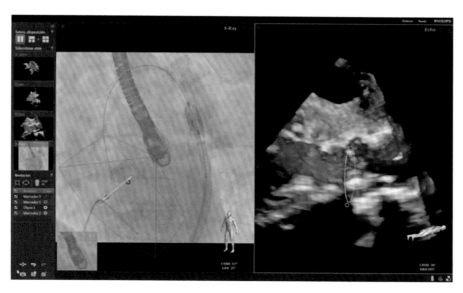

图 8.10　三维超声融合导航。右图显示 3D TEE 的左心室流出道。已经绘制了 3 种颜色标记和一个椭圆来定位主动脉瓣环。左图由彩色标记和椭圆同步显示来引导透视。

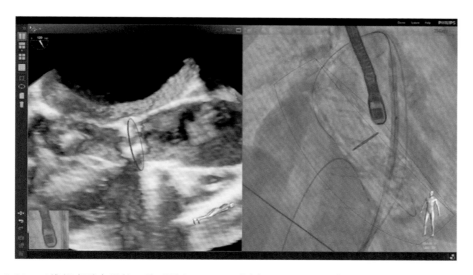

图 8.11　三维超声融合导航。将透视和 3D TEE 在同一显示器上融合成像,并预先用红色椭圆标记主动脉瓣环。

高技术含量成像方式。这种整合通常由经验丰富的介入医生自己在大脑中完成,通过至少两个不同监视器的图像,并在头脑中融合各个数据集。三维超声融合导航显著影响了关键影像目标的显示。这种联合显影技术可以由介入医师来决定，在需要用定义目标和引导操控介入装置时对两个数据库进行旋转和定位[22]。

使用三维超声融合导航技术进行经皮二尖瓣钳夹术时，有两个步骤至关重要：穿刺房间隔，转动导管获取最佳夹取位置。前者必须在选择特定位置（房间隔偏后偏上位置，二尖瓣环上 4cm），该位置可以在左房内有足够空间操纵该系统，并抓取瓣叶。最佳穿刺点由 TEE 四腔心切面（约 0°）来确定，此切面可以轻松测量所需距离。穿刺时，TEE 需旋转到大约 45°，并激活实时双平面或多平面功能。然后将双腔静脉切面覆盖在透视图上，这保证了快速穿刺房间隔，而且既安全又精准[25]。

一旦房间隔穿好孔，二维透视下转动二尖瓣夹和输送系统至二尖瓣叶则非常具有挑战性。错误操作将导致辐射时间延长，手术时间增加，还可能损害左房游离壁。将实时 2D 和 3D 超声心动图与透视相融合对大多数患者都是安全可行的，并展现出减少辐射、缩短手术时间的趋势[26]。

值得一提的是，这种融合影像技术也可能对经导管二尖瓣置换术的未来新方向产生潜在影响，特别是在自体瓣中瓣手术中[27]。

房间隔缺损封堵术

超声融合导航系统特别适用于多孔型房间隔缺损。在这种病例中，精确地放置封堵器的重要程度不亚于选择合适大小的封堵器，超声心动图和 X 线同时成像可协助封堵器穿过最大缺损[19]。

因此，如果没有超声心动图成像，导线很可能不是以我们希望的方式穿过房间隔。叠加图像和（或）使用标记确保导线准确地穿过缺损，从而封堵房间隔缺损/卵圆孔。因为可持续掌控左房内缺损的准确位置，叠加图像技术使得封堵器放置快速且安全。使用叠加成像，可以在不用造影剂的情况下实施手术[28]。

左心耳封堵术

该操作中，超声导航系统最好的用途是引导房间隔穿刺。大多数术者选择下后份，其他选中–上份或后份穿刺。无论如何，标记的使用有助于定位透视原本不显影的 LAA 结构，并防止灾难性的并发症（如 LAA 壁穿孔和肺动脉撕裂）。标记可以放在 LAA 口（回旋支水平），左上肺静脉口（华法林嵴），或 LAA 的顶端或底部。这样，叠加成像可使封堵器放置更便捷、更准确[29]。

瓣周漏封堵术

三维超声心动图无论在术前评估,还是在术中引导都是目前首选的技术之一,其可识别多个漏口并对不规则缺口进行精确测量[29,30]。但对于机械瓣来说,这还不够,因为可能会出现声影。而与透视相结合的三维超声融合导航技术的出现可克服这种缺陷。

二尖瓣瓣周漏可采取逆行或顺行入路进行封堵[31]。三维超声融合导航确实有助于同时显示软组织(在超声心动图图像中)、导线和金属结构(在 X 线图像中)。就像上文提及的那样,穿刺房间隔几乎必须使用超声引导(若是选择的顺行通路),且有助于检测漏及定位装置。实时 3D 超声心动图可以提供人工二尖瓣的正面观以准确评估瓣周漏的数目、位置、大小和形状[32]。

在主动脉瓣瓣周漏时(通常首选逆行经主动脉入路),也可使用 3D TEE 和透视作为引导,以确保正确放置导线。使用标记和实时叠加成像有助于定位穿刺部位,以及在不使用造影剂的情况下通过导线。

第 8 章-视频

视频 1-3DSTI/CT 融合。对角支次全闭塞与 3D 应变前侧壁相匹配。

视频 2-3DSTI/CT 融合。三支病变患者行多巴酚丁胺负荷试验时,前壁、前侧壁及心尖的运动减低。融合图像可以旋转倾斜。

视频 3-3DSTI/CT 融合。比较患者静息时与负荷时的特定冠脉供血区。LAD 和 RCA 的缺血区最好在收缩峰值时进行评估。

视频 4-超声引导。在房间隔穿刺时融合 2D 超声心动图和透视。

视频 5-超声引导。左心耳封堵术时融合 3D TEE 与透视。

(彭佳　张清凤　王胰　译)

参考文献

1. Namdar M, Hany TF, Koepfli P, Siegrist PT, Burger C, Wyss CA, Luscher TF, von Schulthess GK, Kaufmann PA. Integrated PET/CT for the assessment of coronary artery disease: a feasibility study. J Nucl Med. 2005;46(6):930–5. PubMed PMID: 15937302

2. Gaemperli O, Schepis T, Kalff V, Namdar M, Valenta I, Stefani L, Desbiolles L, Leschka S, Husmann L, Alkadhi H, Kaufmann PA. Validation of a new cardiac image fusion software for three-dimensional integration of myocardial perfusion SPECT and stand-alone 64-slice CT angiography. Eur J Nucl Med Mol Imaging. 2007;34(7):1097–106. Epub 2007 Jan 24. PubMed PMID: 17245532

3. Gaemperli O, Schepis T, Valenta I, Husmann L, Scheffel H, Duerst V, Eberli FR, Luscher TF, Alkadhi H, Kaufmann PA. Cardiac image fusion from stand-alone SPECT and CT: clinical

experience. J Nucl Med. 2007;48(5):696–703. Erratum in: J Nucl Med. 2007;48(7):1095. PubMed PMID: 17475956

4. Gaemperli O, Saraste A, Knuuti J. Cardiac hybrid imaging. Eur Heart J Cardiovasc Imaging. 2012;13(1):51–60. doi:10.1093/ejechocard/jer240. Epub 2011 Nov 17. Review. PubMed PMID: 22094239

5. White JA, Fine N, Gula LJ, Yee R, Al-Admawi M, Zhang Q, Krahn A, Skanes A, MacDonald A, Peters T, Drangova M. Fused whole-heart coronary and myocardial scar imaging using 3-T CMR. Implications for planning of cardiac resynchronization therapy and coronary revascularization. JACC Cardiovasc Imaging. 2010;3(9):921–30. doi:10.1016/j.jcmg.2010.05.014. PubMed PMID: 20846626

6. Walimbe V, Jaber WA, Garcia MJ, Shekhar R. Multimodality cardiac stress testing: combining real-time 3-dimensional echocardiography and myocardial perfusion SPECT. J Nucl Med. 2009;50(2):226–30. doi:10.2967/jnumed.108.053025. Epub 2009 Jan 21. PubMed PMID: 1916423

7. Ahmad M, Xie T, McCulloch M, Abreo G, Runge M. Real-time three-dimensional dobutamine stress echocardiography in assessment stress echocardiography in assessment of ischemia: comparison with two-dimensional dobutamine stress echocardiography. J Am Coll Cardiol. 2001;37(5):1303–9. PubMed PMID: 11300439

8. Matsumura Y, Hozumi T, Arai K, Sugioka K, Ujino K, Takemoto Y, Yamagishi H, Yoshiyama M, Yoshikawa J. Non-invasive assessment of myocardial ischaemia using new real-time three-dimensional dobutamine stress echocardiography: comparison with conventional two-dimensional methods. Eur Heart J. 2005;26(16):1625–32. Epub 2005 Apr 7. PubMed PMID: 15817607

9. Aggeli C, Giannopoulos G, Misovoulos P, Roussakis G, Christoforatou E, Kokkinakis C, Brili S, Stefanadis C. Real-time three-dimensional dobutamine stress echocardiography for coronary artery disease diagnosis: validation with coronary angiography. Heart. 2007;93(6):672–5. Epub 2006 Nov 3. PubMed PMID: 17085530; PubMed Central PMCID: PMC1955206

10. Takeuchi M, Otani S, Weinert L, Spencer KT, Lang RM. Comparison of contrast-enhanced real-time live 3-dimensional dobutamine stress echocardiography with contrast 2-dimensional echocardiography for detecting stress-induced wall-motion abnormalities. J Am Soc Echocardiogr. 2006;19(3):294–9. PubMed PMID: 16500492

11. Bhan A, Kapetanakis S, Rana BS, Ho E, Wilson K, Pearson P, Mushemi S, Deguzman J, Reiken J, Harden MD, Walker N, Rafter PG, Monaghan MJ. Real-time three-dimensional myocardial contrast echocardiography: is it clinically feasible? Eur J Echocardiogr. 2008;9(6):761–5. doi:10.1093/ejechocard/jen143. Epub 2008 May 1. PubMed PMID: 18490290

12. Aggeli C, Felekos I, Roussakis G, Kazazaki C, Lagoudakou S, Pietri P, Tousoulis D, Pitsavos C, Stefanadis C. Value of real-time three-dimensional adenosine stress contrast echocardiography in patients with known or suspected coronary artery disease. Eur J Echocardiogr. 2011;12(9):648–55. doi:10.1093/ejechocard/jer103. Epub 2011 Jul 19. PubMed PMID: 21771801

13. Yoshitani H, Takeuchi M, Mor-Avi V, Otsuji Y, Hozumi T, Yoshiyama M. Comparative diagnostic accuracy of multiplane and multislice three-dimensional dobutamine stress echocardiography in the diagnosis of coronary artery disease. J Am Soc Echocardiogr. 2009;22(5):437–42. doi:10.1016/j.echo.2009.02.005. PubMed PMID: 19307099

14. Badano LP, Muraru D, Rigo F, Del Mestre L, Ermacora D, Gianfagna P. Proclemer High volume-rate three-dimensional stress echocardiography to assess inducible myocardial ischemia: a feasibility study. J Am Soc Echocardiogr. 2010;23(6):628–35. doi:10.1016/j.echo.2010.03.020. PubMed PMID: 20434877

15. Johri AM, Chitty DW, Hua L, Marincheva G, Picard MH. Assessment of image quality in real time three-dimensional dobutamine stress echocardiography: an integrated 2D/3D approach. Echocardiography. 2015;32(3):496–507. doi:10.1111/echo.12692. Epub 2014 Jul 24. PubMed PMID: 25059625

16. Casas-Rojo E, Fernández-Golfín C, Zamorano J. Hybrid imaging with coronary tomography and 3D speckle-tracking stress echocardiography fusion. Eur Heart J Cardiovasc Imaging. 2014;15(5):555. doi:10.1093/ehjci/jet236. Epub 2013 Nov 7. PubMed PMID: 24204034

17. Casas-Rojo E, Fernández-Golfín C, Ana G-M, Gorissen W, Zamorano J. Fusion between cardiac venous coronary computed tomography and three-dimensional speckle-tracking for selecting the appropriate vein for resynchronization therapy. Eur Heart J Cardiovasc Imaging. 2016; doi:10.1093/ehjci/jew091.

18. Perk G, Kronzon I. Interventional echocardiography in structural heart disease. Curr Cardiol Rep. 2013;15(3):338. doi:10.1007/s11886-012-0338-y.

19. Corti R, Biaggi P, Gaemperli O, et al. Integrated x-ray and echocardiography imaging for structural heart interventions. EuroIntervention. 2013;9(7):863–9. doi:10.4244/EIJV9I7A140.

20. Gao G, Penney G, Ma Y, et al. Registration of 3D trans-esophageal echocardiography to X-ray fluoroscopy using image-based probe tracking. Med Image Anal. 2012;16(1):38–49. doi:10.1016/j.media.2011.05.003.

21. Clegg SD, Chen SJ, Nijhof N, et al. Integrated 3D echo-X ray to optimize image guidance for structural heart intervention. JACC Cardiovasc Imaging. 2015;8(3):371–4. doi:10.1016/j.jcmg.2014.06.024.

22. Quaife RA, Salcedo EE, Carroll JD. Procedural guidance using advance imaging techniques for percutaneous edge-to-edge mitral valve repair. Curr Cardiol Rep. 2014;16(2):452. doi:10.1007/s11886-013-0452-5.

23. Holmes DR, Mack MJ, Kaul S, et al. 2012 ACCF/AATS/SCAI/STS expert consensus document on transcatheter aortic valve replacement. J Am Coll Cardiol. 2012;59(13):1200–54. doi:10.1016/j.jacc.2012.01.001.

24. Smith LA, Dworakowski R, Bhan A, et al. Real-time three-dimensional transesophageal echocardiography adds value to transcatheter aortic valve implantation. J Am Soc Echocardiogr. 2013;26(4):359–69. doi:10.1016/j.echo.2013.01.014.

25. Philip F, Athappan G, Tuzcu EM, Svensson LG, Kapadia SR. MitraClip for severe symptomatic mitral regurgitation in patients at high surgical risk: a comprehensive systematic review. Catheter Cardiovasc Interv. 2014;84(4):581–90. doi:10.1002/ccd.25564.

26. Sündermann SH, Biaggi P, Grünenfelder J, et al. Safety and feasibility of novel technology fusing echocardiography and fluoroscopy images during MitraClip interventions. EuroIntervention. 2014;9(10):1210–6. doi:10.4244/EIJV9I10A203.

27. Cheung A, Stub D, Moss R, et al. Transcatheter mitral valve implantation with Tiara bioprosthesis. EuroIntervention. 2014;10(Suppl. U):115–9. doi:10.4244/EIJV10SUA17.

28. Biaggi P, Fernandez-Golfín C, Hahn R, Corti R. Hybrid imaging during transcatheter structural heart interventions. Curr Cardiovasc Imaging Rep. 2015;8:33. doi:10.1007/s12410-015-9349-6.

29. Rodríguez Muñoz D, Lázaro Rivera C, Zamorano Gómez JL. Guidance of treatment of perivalvular prosthetic leaks. Curr Cardiol Rep. 2014;16(1):430. doi:10.1007/s11886-013-0430-y.

30. Gonzalves A, Almeria C, Marcos-Alberca P, et al. Three-dimensional echocardiography in paravalvular aortic regurgitation assessment after transcatheter aortic valve implantation. J Am Soc Echocardiogr. 2012;25(1):47–55. doi:10.1016/j.echo.2011.08.019.

31. Lázaro C, Hinojar R, Zamorano JL. Cardiac imaging in prosthetic paravalvular leaks. Cardiovasc Diagn Ther. 2014;4(4):307–13. doi:10.3978/j.issn.2223-3652.2014.07.01.

32. González A, Zamorano JL. Review of ESC 2014 Barcelona. Spain Eur Med J. 2014;2(October):54–60.

第 9 章

先天性心脏病与三维超声心动图

Michael Grattan，Luc Mertens

引言

三维超声心动图(three-dimensional echocardiography，3DE)应用于小儿和成人先天性心脏病(congenital heart disease，CHD)已有 20 余年[1-3]。早期 3DE 因图像采集和后处理时间过长而受限。直到采用矩阵探头的实时三维超声心动图(real time 3D echocardiography，RT 3DE)技术问世，3DE 才成为可应用于临床的便捷工具[4]。

CHD 包括的疾病谱较广，从简单的间隔缺损和微小的瓣膜畸形到累及房室和心室-大动脉连接异常的复杂病变，以及显著的心脏结构空间转位。CHD 患者通常需要复杂的外科手术和介入手术来矫正和减轻病变。针对这些患者，3DE 可以提高对 CHD 的认识，更直观地帮助制订合理的外科手术计划，以及为术前和术后随访提供更多有价值的信息。

应用 3D 评估先天性心脏病的形态

RT 3DE 已被证明有助于简单和复杂 CHD 的诊断和理解。它无须经过任意的二维切面而使心脏解剖结构可视化。这对外科医生和其他非超声心动图医生可能以更直观的视图观察心脏各结构。更重要的是，它能在解剖和生理上(跳动的心脏)同时展示手术室里外科视野无法提供的心脏结构。3D 成像还可以对整个心脏结构

M. Grattan • L. Mertens (⊠)
The Hospital for Sick Children, University of Toronto, Toronto, ON, Canada
e-mail: luc.mertens@sickkids.ca

进行可视化,并有助于理解不同结构的空间关系。它可以对瓣膜及其支撑装置进行深度可视化,而不需要多幅图像和扫描。

在心脏结构正常的成人,3DE 图像采集和显示的指南已经发布[5]。这些指南和额外的儿科或针对 CHD 的指南均可应用于 CHD 患者[6]。RT 3DE 因相对较低的空间和时间分辨率而受到一定限制。获取 3D 数据集时,高质量图像采集是空间分辨率最大化的基础。RT 3DE 在轴向平面上得到最优的空间分辨率后可以区分轴向、侧向和纵向平面上的心脏结构(图 9.1)。为了 3D 数据集的空间分辨率最大化,所有感兴趣的心脏结构应在轴平面恰当的聚焦长度和位置设置下正交成像(表 9.1)。时间分辨率也需最大化,尤其是在少部分心率较快的患者中。多心动周期采集可以提高帧频,但容易产生拼接伪像。配合的患者可以引导其适当屏气,但是不合作的患者需要镇静或麻醉。仔细调整侧向和纵向扇区宽度使其只包括兴趣区,以提高时间分辨率,从而获得单心动周期的高质量的数据集。

3D 数据集的一个优点是心脏结构可通过多个独特的视角显示。已经发布的心脏结构正常的成年人 RT 3DE 图像显示指南和另外适用于 CHD 患者的指南[6],可以减少变异性和混淆[5]。超声心动图图像可以使用典型的 2D 切割显示(通过增加深度)解剖(类似横断面成像)和外科视角切面[6]。3D 超声心动图则能获取外科视角的动态图像为心脏结构显示提供更多有价值信息。如果能呈现 3DE 图像,我们推荐尽可能地增加外科手术视角切面。

早期,与 2DE 相比,RT–3DE 的加入提高了诊断的准确性[7]。即使是对有经验的心内科医生来说,复杂 CHD 的 2DE 也极具挑战性。多平面成像和 2D 扫描的使用可以提高诊断的准确性,但通常直到手术室里暴露心脏其解剖结构才被完全了解。关于不同心脏结构的空间关系的信息可以决定手术修复的类型, 以及患者是否能够

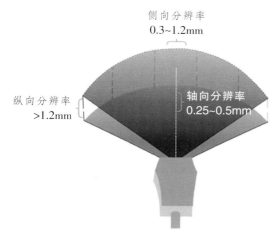

侧向分辨率
0.3~1.2mm

纵向分辨率
>1.2mm

轴向分辨率
0.25~0.5mm

图 9.1　轴向、侧向和纵向平面的相对空间分辨率。

表 9.1   先天性心脏病 RT 3DE 的最佳显示方法

结构	TTE	TEE	附加信息
MV/LAVV	A4C PLAX PSAX 正面观 (实时 3D)	ME 4C(0°) TG SAX(0°~45°)	PLAX 有助于观察瓣膜支持 装置
TV/RAVV	A4C-RV 为中心的 PLAX	ME 4C(0°)	RV 为中心的 A4C-探头向右 侧偏移
AoV/共同动 脉瓣	高位 PLAX 高位右侧 PLAX PSAX 正面观 (实时 3D)	ME SAX(30°~45°)	首选全容积/3D 放大模式下 高位/右侧 PLAX
PV	PLAX PSAX 剑下 RAO	MESAX(60°~75°) (使用受限)	剑下 RAO 因为远场分辨率 降低而受限
房间隔	剑下短轴/长轴 右侧 PLAX A4C	ME 4C(0°) ME 矢状切面 (80°~90°)	如果剑下声窗不理想则改 用 A4C 会降低分辨率
室间隔	剑下短轴 PLAX PSAX A4C	TG SAX(0~45°) ME 4C(0°)	如果剑下声窗不理想,则改 用 A4C,会降低分辨率 胸骨旁切面显示 PMVSD
LV/RV	A4C 剑下	ME 4C(0°)	RV 为中心的图像可能需要包 括整个心室的剑下切面

全容积数据和 3D 放大模式一般可达到最佳空间和时间分辨率。TTE,常规经胸超声心动图;TEE,经食管超声心动图;MV,二尖瓣;LAVV,左房室瓣;A4C,心尖 4 腔切面;PLAX,胸骨旁长轴切面;PSAX,胸骨旁短轴切面;3D,三维;ME,食管中段;4C,4 腔;TG,经胃底;SAX,短轴;TV,三尖瓣;RAVV,右房室瓣;AoV,主动脉瓣;PV,肺动脉瓣;RAO,右前斜切面。

进行完全修复还是仅仅姑息手术。与传统的 2DE 相比,RT 3DE 可以提高医生对于 CHD 的理解和诊断准确性,特别是对于复杂患者[8]。使用多平面重建(MPR)设置可提供独特的 2D 视图,并允许离线优化图像及执行虚拟扫描。它有助于确定手术策略(单或者双心室修复),以及对复杂 CHD 中瓣膜形态和血管解剖的评估[9]。RT 3DE 特别有助于评估心外结构,合并复杂解剖结构的室间隔缺损,房室瓣膜异常和极其复杂的 CHD[10]。

右室双出口是最难理解的心脏病变之一。在这一病变中,两个流出道都起源于右心室;然而它们彼此的方向可以千变万化。右室双出口几乎都合并 VSD,但是它的位置和方向各异,可以与主动脉、肺动脉相连,或同时与两支动脉连接,或均无连接。即使是经验丰富的儿科超声心动图医生使用高质量的 2DE 也难以确定这些结构彼此之间的连接关系。使用 MRI[11]和 RT 3DE[12]的 3D 成像可以显著提高对这些复杂空间连接的理解。具体来说,RT 3DE 可以提供更多重要信息,包括是否可以在不阻碍三尖瓣功能的情况下将 VSD 与主动脉隔断，是否需要进行 RV 肺动脉通道重建及 VSD 扩大 [12]。图 9.2 显示了三尖瓣的跨骑如何影响右心室双出口的双心室修复。使用 MPR 重建 3D 数据集显示了附着在 LV 上的大量附属结构影响了室间隔缺损的关闭以及 LV 与主动脉的连接。

先天性心脏病累及房室瓣

3DE 被公认为评估成人 MV 和 TV 形态和功能的有用工具。由于其形态异常多变、存在既往干预、不对称性及多变的血流动力学,所以评估这些瓣膜的先天性异常可能特别具有挑战性。3DE 通过一次性可视化整个瓣膜装置,包括瓣膜、腱索和乳头肌,提高了我们对瓣膜功能和功能障碍的理解。已经证明,它可以提高某些二尖瓣畸形的诊断准确性,重要的是,可以为外科医生提供生理搏动状态下的外科手术视图。

用于房室瓣膜 3D 评估的最佳超声心动图切面是心尖四腔(标准的和 RV 为中

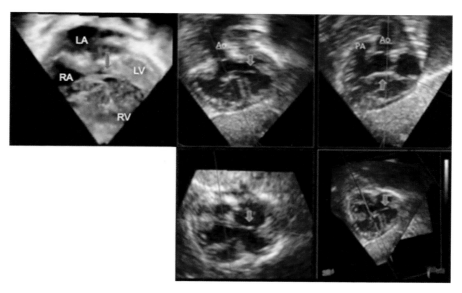

图 9.2　右心室双出口伴三尖瓣骑跨。MPR 显示三尖瓣叶骑跨附着于 LV。由于直接室间隔补片会损坏三尖瓣瓣下装置,阻碍了室间交通的关闭,以及 LV 与主动脉的连接。

心的心尖四腔心）和胸骨旁长轴观（见表 9.1）。心尖四腔观可使左右 AV 瓣膜组织显示的空间分辨率最高，胸骨旁长轴观可使左 AV 瓣膜支持装置显示的空间分辨率最高，同时也能极好地显示右 AV 瓣。虽然实时 3D 图像有利于增强 2D 正面观显示，但是，全容积和 3D 放大模式数据集可以提供最高的空间和时间分辨率。3D 彩色多普勒的使用有助于区分瓣膜关闭裂隙或回声失落。推荐在任何瓣膜的评估中使用彩色多普勒结合 RT 3DE[13]。

先天性二尖瓣病变

除了 MV 脱垂外，先天性 MV 疾病很罕见[14]。它们主要包括瓣膜组织的异常（孤立的 MV 裂和 MV 发育不良），以及瓣膜和支撑装置的异常（双孔 MV、降落伞形 MV 和帆状 MV）。这些异常可能导致狭窄、反流或两者兼而有之，外科手术修复可能具有挑战性。

RT 3DE 可以在一幅图像中同时显示整个瓣膜和支撑装置。早期 3DE 提高了我们对正常 MV 结构和功能的理解，包括其马鞍形瓣环，对瓣叶应力的影响，以及整个收缩期和舒张期的动态变化[15]。早期对正常 MV 的研究为 CHD 的评估起了铺垫作用。有很多关于 RT 3DE 有助于先天性 MV 疾病的诊断的报道，包括 MV 脱垂、双孔 MV[16,17]（图 9.3）、帆状 MV[18]、孤立性 MV 发育不良、MV 裂（图 9.4）和降落伞形 MV[19]。此外，RT 3DE 有助于诊断瓣上区域的异常包括三房心[20]和二尖瓣瓣上环[21]。在更大的队列研究中，Takahashi 等[22]研究表明，RT 3DE 在检测瓣叶和瓣缘联合异常方面与 2D 超声心动图相比具有更高的准确性，并且与术中所见有良好相关性。

RT 3DE 可以提高二尖瓣关闭不全的评估和量化的准确性。对于中心形、对称

上面观　　　　　　　　　　　　　　　下面观

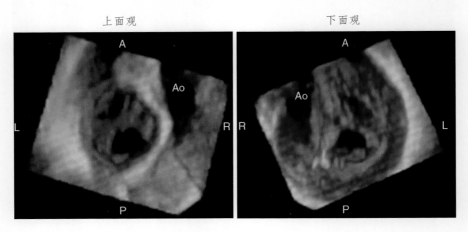

图 9.3　双孔二尖瓣的左房面观（左图）和左室面观（右图）。

上面观　　　　　　　　　　　　　　　　　　下面观

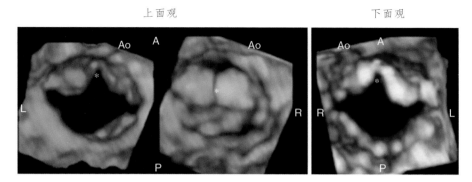

图 9.4　孤立的 MV 裂 3D 观。在二尖瓣前叶中观察到前方的裂口(*)。左图和中间图显示从左房面观察二尖瓣叶开放和关闭。右图显示瓣膜左心室面观,舒张期开放的瓣叶。

性的二尖瓣关闭不全反流束,2D 超声心动图可进行充分评估。然而,先天性 MV 疾病的二尖瓣反流束通常呈偏心性、不规则形状和朝向特定的解剖学异常（即瓣叶裂）移位。用 RT 3DE 评估二尖瓣反流不需要对射流束形状进行假设,并且已经证明在检测和评估瓣缘联合反流方面优于 2D 超声心动图[22]。重要的是,使用 RT 3DE 进行反流的评估是在生理状态,这优于术中盐水试验,尤其是对于瓣缘联合处反流和瓣叶裂[22]。已经在 MV 结构正常的成人中进行了许多研究,比较二尖瓣关闭不全 3D 缩流颈面积（图 9.5）和传统测量[23-25],RT 3DE 和 MRI 之间具有良好的相关性。在房室间隔缺损(atrioventricular septal defects,AVSD)患者中,缩流颈面积与 2D 获得的反流测量具有良好的相关性[26]。然而,没有研究对 CHD 患者的 RT 3DE 获得的缩流颈面积和 MRI 获得的反流分数进行比较,并且在儿科人群中没有建立正常值。

房室间隔缺损中的左房室瓣膜

房室间隔缺损的特征是共同的房室交界处伴有三叶左房室瓣和未楔入左右房室瓣环之间的主动脉瓣（图 9.6）。心房间和心室间分流的存在和严重程度各异。尽管有时称为 MV,但左房室瓣是相对独特的,因为它由 3 个小叶组成。所谓的瓣叶裂实际上是上下桥瓣之间的区域,通常可见较明显的反流起自该处（图 9.6 和图 9.7）。即使在目前的外科手术时代,左房室瓣的反流和狭窄也会导致严重的长期发病率。

RT 3DE 在 AVSD 修复前[27]及修复后[28,29]均能提供更多的解剖和功能学信息。与 2D 超声心动图相比,RT 3DE 与术中所见结果相关性更好[30],特别是在发现瓣缘联合异常及其相关反流,以及对于修复后残留裂隙的评估方面[27]。

仍然很难理解,与其他房室瓣修复术相比,为什么 AVSD 修复后一些房室瓣的

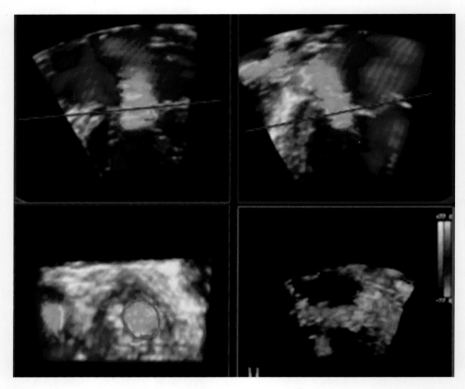

图 9.5　用于评估 MR 缩流颈面积的 MPR 模式。使用上面两个切割平面,可以获得 MV 短轴切面的真正缩流颈。左下方图显示缩流颈正面观,并且可以勾画测量缩流颈面积。2D 超声心动图可以显示类似的切面,但不能保证显示的图像是真正的缩流颈。

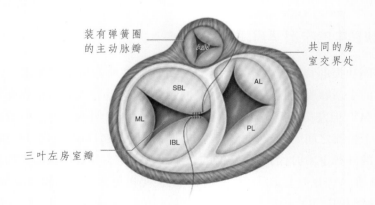

图 9.6　房室间隔缺损中房室交界处的解剖。AL,前叶;AoV,主动脉瓣;IBL,下桥瓣;ML,壁叶;PL,后叶;SBL,上桥瓣。

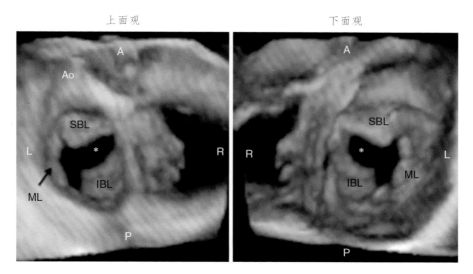

图 9.7　RT 3DE 显示无心室间分流的房室间隔缺损(原发孔型缺损)。左图显示从左房观的外科视图。右图显示左室观视图。* 为所谓的瓣叶裂(上下桥瓣之间的对合区域)。A,前部;P,后部;Ao,主动脉;L,左;R,右;ML,壁叶;IBL,下桥瓣;SBL,上桥瓣。

功能障碍风险明显增加。RT 3DE 提供了关于 AVSD 患者的瓣膜功能和生理学方面的重要信息,有助于确定反流的危险因素和最佳手术策略。与 2D 超声心动图不同,RT 3DE 能够量化瓣膜脱垂区域,现在我们已经明确知道,脱垂程度增加与术前和术后房室瓣反流增加有关[26]。RT 3DE 还可以通过瓣膜和支撑装置角度的测量来量化瓣膜牵拉程度。牵拉程度增加常可引起瓣缘关闭不对称,与术后瓣膜反流增加有关,甚至在术前瓣膜功能障碍很小的患者中也会出现[28,31]。因此,一些医疗单元在 AVSD 患者评估时常规使用 RT 3DE,从而调整在高危患者中的手术方式[31]。

先天性三尖瓣病变

先天性三尖瓣(tricuspid valve,TV)疾病通常包括 TV 发育不良和 TV Ebstein 畸形。与二尖瓣相比,TV 更难以成像,并且 2D 超声心动图没有标准的"正面"观。由于功能性瓣膜孔的移位和旋转,在 Ebstein 畸形患者中 TV 可视化更加困难。三尖瓣反流通常呈偏心性且难以评估。

与单独的 2D 超声心动图相比,RT 3DE 可以获得 TV 的"正面"观,并且已有研究表明 RT 3DE 能更为准确地检测 TV 解剖结构异常和反流来源[22](图 9.8)。对于 Ebstein 畸形,RT 3DE 可以更好地观察 TV 解剖并使用缩流颈面积评估三尖瓣反流[32,33]。在评估 RV 大小和功能方面也有较高价值[32,33]。近年来,MPR 模式能够更准

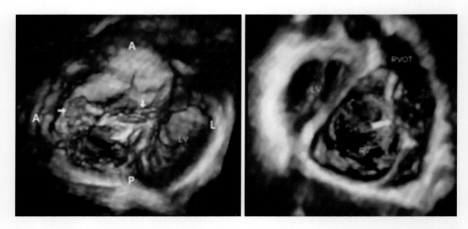

图 9.8   三尖瓣的 Ebstein 畸形。左图为三尖瓣的 RV 面观。注意室间隔上隔叶的附着位置。还要注意三尖瓣前叶在 RV 游离壁的异常附着，导致前瓣叶开放受限。另外，后下叶也有明显的移位和开放受限。在右图上可以看到三尖瓣在右心室流出道方向上的开口(箭头)。

确地区别 TV 发育不良与 Ebstein 畸形，并且与手术结果有良好的相关性[34]。

单心室的房室瓣膜疾病

　　尽管已在术前、术中和术后护理方面取得了进展，但生理学单心室患者的发病率和死亡率仍然较高。这些患者存在明显的 AV 瓣膜反流，这使他们面临更高风险。由于这些瓣膜在结构上不同于二尖瓣或三尖瓣，并且通常合并其他异常，包括瓣叶裂、脱垂和牵拉受限，其显像更具挑战性(图 9.9)。

　　RT 3DE 显著提高了在单心室中房室瓣解剖结构可视化的能力，以及我们对反流机制的理解。在心脏解剖结构正常的患者中，众所周知心室–心室间相互作用可影响房室瓣功能。心室间相互作用在生理学单心室患者中发生改变，并导致心室功能障碍和瓣膜反流。在左心发育不良综合征患者中，RT 3DE 显示在整个心动周期中，三尖瓣环形状更扁，近似圆形，更扩张，动度更小[34,35]。这些变化和腱索异常可能导致瓣膜牵拉受限和脱垂，从而使反流增加[34,35]。这些信息不仅可以提高我们对病变中瓣膜功能的理解，而且可能有助于预测高危患者。Kutty 等研究表明，瓣膜牵拉受限程度更明显和瓣环更扁平的患者术后三尖瓣反流的风险增加，更适合 1 期姑息手术[35]。有趣的是，他们在这个阶段并没有发现明显的脱垂，并提出在这些患者需长时间发展才会进展至脱垂。

　　量化这些患者的瓣膜反流通常较困难，只能定性。而 RT 3DE 已被用于量化结构正常心脏中的三尖瓣反流(缩流颈面积)，与 2D 超声心动图具有良好的相关性[36]。

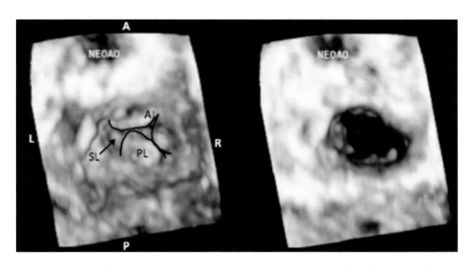

图 9.9　左心发育不良综合征的 TV。隔叶被束缚,而前瓣在小扇叶间具有明显的小"裂隙"。通常伴有三尖瓣环进行性扩张,这是反流常见的区域。最后,部分前叶和后叶脱垂也共同促成了瓣膜反流。

与 2D 超声心动图相比,该方法在评估其他心脏瓣膜时与 MRI 量化具有较好的相关性,并且通常是评估反流的金标准。虽然没有使用 RT 3DE 对单心室患者进行明确的研究来量化评估 AV 瓣膜反流,但是这种方法有望提高量化评估该类患者瓣膜反流的能力。

房间隔和室间隔缺损

房间隔缺损

房间隔缺损(atrial septal defect,ASD)是最常见的 CHD 之一,占所有 CHD 的 19%[14]。传统上,ASD 采用外科手术关闭。然而,现在越来越多的缺损可以用心导管室中的介入装置进行封堵。选择合适的患者对于介入封堵 ASD 至关重要,并且需要精确评估缺损的数量、大小和形状,以及它们与周围心脏结构的毗邻关系。在一些患者中,仅使用 2D 超声心动图难以确定这些参数。

在儿童中,房间隔较薄,容易出现回声失落伪像,获取图像时使空间分辨率最大化非常重要。剑下和右胸骨旁经胸切面和 TEE 食管中段(0°和 90°)切面,可以最大化空间分辨率获取轴向成像。在年龄较大的儿童和成年人的剑下图像质量受限,可以切割心尖 4 腔心视图以显示房间隔"正面"。虽然空间分辨率降低,但对于房间隔较厚的老年患者已足够[37]。3D 图像结合彩色多普勒可以帮助区分缺损和回声失落。右房和左房的解剖和外科视角[38]，与增加深度的标准 2D 视图一样可用于显示解剖结构（图 9.10）。

　　RT 3DE 有助于诊断所有类型的房间隔缺损[39]，但其真正的价值在于帮助定征和管理继发性 ASD。早期，RT 3DE 已被证明可以提供更多 ASD 大小和形状，以及残端大小的信息，与介入和手术结果有很好的相关性[40-42]。在较大规模的研究中，RT 3DE 在确定残端尺寸方面与 2D 超声心动图相似，但在评估缺损的数量和形状方面更具有优势[43,44]。RT 3DE 尤其对于评估具有多个缺损的患者独具优势，而使用 2D 超声心动图确定多个缺损的相对大小和形状是很困难的[45]。

　　更快的图像采集、更短的后处理时间及"实时 3D"分辨率的提高，使得 RT 3DE TEE 在引导 ASD 封堵和在心导管室里评估 ASD 封堵装置的位置方面具有可行性[46]。RT 3DE 可显示的深度增加使其更容易识别和跟踪导管和导线[37]，将来这项技术可能会进一步缩短透视时间。RT 3DE 也被用于帮助选取封堵器型号，并且与球囊大小相关性比 2D 超声心动图更好。虽然相较于球囊大小测量法，RT 3DE 仍低估了缺损的大小，但它最终有望提供更准确的测量[47]。

室间隔缺损

　　室间隔缺损（ventricular septal defect，VSD）是最常见的 CHD 之一。与 ASD 类似，传统上主要通过外科手术完成闭合。越来越多的 VSD，特别是肌部缺损可通过

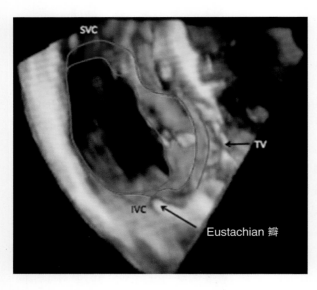

图 9.10　心房间交通的可视化。从右房面观察的大型 ASD。红色圆圈勾勒出房间隔的解剖形态。蓝色圆圈勾勒出房间隔缺损。该例患者没有足够的边缘将房间隔缺损与 IVC 和心房后壁分隔开。

介入封堵治疗。尽管 2D 超声心动图可以确定 VSD 的一般类型和大小，但很难确定缺损的确切位置和形状。

　　用于评估 VSD 的最佳成像平面取决于它们的位置。剑下和经胃切面通常提供最正交的成像平面和最高的空间分辨率。胸骨旁长轴观为中段肌部室间隔和膜周间隔提供高质量图像。改良心尖四腔切面也可以获得高质量的肌部间隔图像。RT 3DE 能够让解剖学室间隔以三维形式可视化，而不需要从多个切割平面构建虚拟 3D 图像。从 RV 面观察缺损提供了更典型的外科视野，但是可能由于突出的小梁遮挡而存在一些问题。从 LV 面观察缺损和增加彩色多普勒成像可以将真正的缺损从失落伪像和突出的小梁中分辨出来(图 9.11)[48]。

　　RT 3DE 优于 2D 超声心动图评估 VSD 的优势在于能够更准确、直观地显示缺损大小(图 9.11)、形状和位置，以及缺损与其他心脏结构的关系，包括三尖瓣和主动脉瓣[49-52]。当存在多个缺损时，RT 3DE 尤其有优势。它可以提高外科医生准确有效地定位和修补缺损的能力，并且可以提供重要信息来指导特定手术方法[51]。它还可用于提供相关病变的信息，包括主动脉瓣脱垂、房室瓣骑跨和 RV 流出道梗阻[48]。

　　肌部 VSD 越来越多地在导管室中行介入封堵。与 ASD 类似，RT 3DE 可用于引导导管和导线，以及确认装置的位置。RT 3DE 可以在一幅图像中显示所有残端，从而提高效率并缩短透视时间[53]。

主动脉瓣和肺动脉瓣疾病

　　与患有获得性主动脉瓣疾病的成年人群相比，RT 3DE 对于评估儿童和先天性

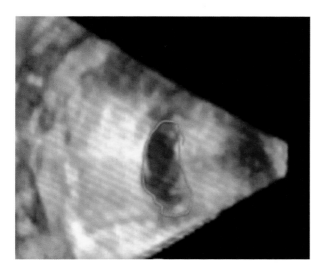

图 9.11　左室面观察室间隔的正面观。可以观察到大的肌部室间隔缺损（蓝线勾勒出缺损的边界）。2D 成像低估了 VSD 的实际大小。

主动脉瓣疾病方面的价值是等同的[54]。RT 3DE 已被证明可用于评估 LV 流出道直径和主动脉瓣环。同样,对于 LV 质量和容积的评估,尽管大多数瓣膜介入指南建议都基于 2D 测量,但 RT 3DE 仍然发挥了重要作用。在经导管瓣膜植入过程中,由于 3D TEE 引导增加了重要的空间位置信息,对手术操作裨益良多[55]。在围术期病例中,特别是主动脉瓣叶修复,3D TEE 对于评估瓣膜解剖结构、瓣膜病变机制和描述即刻手术效果特别有用(图 9.12)。3D 成像可以提供直观的外科视野,帮助外科医生定制手术方案。由于目前没有专门的儿科 3D TEE 探头可供使用,因此应用此方法对于 CHD 儿童,特别是 20kg 以下的儿童仍然存在问题。心外膜 3D 成像理论可行,但在技术上不宜用于主动脉瓣。

　　对于肺动脉瓣,我们应用 RT 3DE 的经验要少得多。经胸成像的难点在于肺动脉瓣处于采样容积的近场并且难以很好地显示。对于 TEE 成像,瓣膜又位于远离探

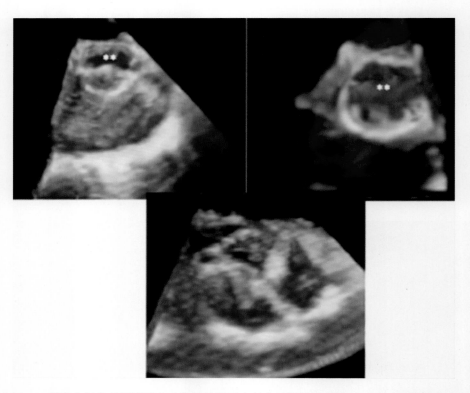

图 9.12　一例青少年患者因严重主动脉瓣关闭不全行主动脉瓣修复的 3DTEE。因为严重的主动脉瓣狭窄,该患者接受了主动脉瓣膜球囊扩张术。在二叶式主动脉瓣的前叶有一个较大孔洞(**)。由于这个缺损出现严重的主动脉瓣反流。TEE 有助于描述反流的确切机制。医生使用心包补片技术为患者成功地进行了瓣叶修复,效果极佳。下图显示修复后的瓣膜。只有微量的残余反流。

头的位置,从而限制了 3D TEE 的使用。在最近的一项研究中证明,RT 3DE 可以在法洛四联症校正之前为患者提供更好的肺动脉瓣图像,与手术中测量的瓣环大小相比,能够提供更准确的肺动脉瓣环测值[56]。3DRTE 还可以对三维结构复杂的右室流出道梗阻进行成像。

先天性心脏病术后的三维超声心动图

对于 CHD 患者的术后评估,3DRTE 可起到不同的作用。CHD 术后所有可能使用 3DRTE 适应证的详细描述超出了本章范围。我们将关注两个不同的相对常见的应用。第一个是使用 3DRTE 评估法洛四联症修复后患者的 RV 容量。第二个例子是房室间隔缺损修复后患者房室瓣结构和功能的三维评估。

RV 大小和功能的评估在法洛四联症患者术后是非常重要的[57]。修复术后严重的肺动脉反流是一个常见问题,特别是在接受跨瓣环修补的患者中。严重的肺动脉反流导致进行性右室扩张,并且可能与 RV 功能障碍相关。心脏 MRI 通常被认为是评估 RV 容量和射血分数的参考标准 [58]。3DRTE 是适用于此类患者的良好替代方案。不同的研究对 CHD 修复术后患者 RV 容积测量的可行性和准确性进行了评估。在图像采集中包括整个 RV 容积的技术较难,特别是对于扩张的 RV[59]。与 cMRI 测量相比,3DRTE 通常低估了 RV 容积,特别是对于明显扩张的 RV[60],不过所有研究中均未对系统误差进行证实[61]。自动边界检测算法或基于法洛四联症患者数据库的重建方法的进一步改进,将会产生更准确和用户友好的 3D 方法[62]。

3DRTE 应用的第二个例子是房室间隔缺损修复后的评估,用于评估残余瓣膜反流的机制。与彩色多普勒一起成像房室瓣"正面",可以识别残余渗漏的解剖学基础,更好地理解可能的机制[27,31,63]。这样可以更好地规划再次介入手术干预方式。

其他应用和未来发展方向

RT 3DE 的主要局限性在于其空间和时间分辨率,缺乏儿科专用 TEE 探头,以及我们显示三维空间图像的能力。

新的超声技术将有望解决时间分辨率的问题,因为它们可以提供帧频超过 1000 fps 的 2D 图像[64]。这项技术将给整个超声心动图领域带来革新,包括使用 RT 3DE。我们希望在不久的将来,将会有一个儿科专用的 3D TEE 探头,可以为经胸声窗较差及需要进行术中评估的更小患者提供高质量的 3D 成像。

从 RT 3DE 获得的图像通常以二维方式显示,需要不同的"成像技巧"以方便观察者理解 3D 图像。用于查看和剪切这些图像的软件仍然需要仔细对待和具有一定难度性,特别是对于没有经验的操作者。有的图像可以使用立体 3D 眼镜在 3D 屏幕上显示。3D 图像显示的许多其他方法包括 3D 打印的心脏[65],可以实时显示虚拟成像的全息图像[66]。使用 MRI 可以很好地建立心脏 3D 打印,还可以使用这两种技术进行混合打印[67]。

　　3D 超声心动图的其他潜在用途包括对患有 CHD 的胎儿进行评估。在心脏不停跳的动物模型中,RT 3DE 与视频心脏成像相结合辅助心内操作补片修补任何大小的 ASD[68,69]。

(孟庆国　陈佳　王胰　译)

参考文献

1. Bates JR, Tantengco MV, Ryan T, Feigenbaum H, Ensing GJ. A systematic approach to echocardiographic image acquisition and three-dimensional reconstruction with a subxiphoid rotational scan. J Am Soc Echocardiogr. 1996;9:257–65.

2. Ludomirsky A, Vermilion R, Nesser J, et al. Transthoracic real-time three-dimensional echocardiography using the rotational scanning approach for data acquisition. Echocardiography. 1994;11:599–606.

3. Salustri A, Spitaels S, McGhie J, Vletter W, Roelandt JR. Transthoracic three-dimensional echocardiography in adult patients with congenital heart disease. J Am Coll Cardiol. 1995;26:759–67.

4. Balestrini L, Fleishman C, Lanzoni L, et al. Real-time 3-dimensional echocardiography evaluation of congenital heart disease. J Am Soc Echocardiogr. 2000;13:171–6.

5. Lang RM, Badano LP, Tsang W, et al. EAE/ASE recommendations for image acquisition and display using three-dimensional echocardiography. J Am Soc Echocardiogr. 2012;25:3–46.

6. Simpson J, Miller O, Bell A, Bellsham-Revell H, McGhie J, Meijboom F. Image orientation for three-dimensional echocardiography of congenital heart disease. Int J Cardiovasc Imaging. 2012;28:743–53.

7. Seliem MA, Fedec A, Cohen MS, et al. Real-time 3-dimensional echocardiographic imaging of congenital heart disease using matrix-array technology: freehand real-time scanning adds instant morphologic details not well delineated by conventional 2-dimensional imaging. J Am Soc Echocardiogr. 2006;19:121–9.

8. Chen GZ, Huang GY, Tao ZY, Liu XQ, Lin QS. Value of real-time 3-dimensional echocardiography sectional diagnosis in complex congenital heart disease evaluated by receiver operating characteristic analysis. J Am Soc Echocardiogr. 2008;21:458–63.

9. Bharucha T, Roman KS, Anderson RH, Vettukattil JJ. Impact of multiplanar review of three-dimensional echocardiographic data on management of congenital heart disease. Ann Thorac Surg. 2008;86:875–81.

10. Del Pasqua A, Sanders SP, de Zorzi A, et al. Impact of three-dimensional echocardiography in complex congenital heart defect cases: the surgical view. Pediatr Cardiol. 2009;30:293–300.

11. Farooqi KM, Uppu SC, Nguyen K, et al. Application of virtual three-dimensional models for simultaneous visualization of intracardiac anatomic relationships in double outlet right ventricle. Pediatr Cardiol. 2016;37:90–8.

12. Pushparajah K, Barlow A, Tran VH, et al. A systematic three-dimensional echocardiographic approach to assist surgical planning in double outlet right ventricle. Echocardiography. 2013;30:234–8.

13. Kutty S, Colen TM, Smallhorn JF. Three-dimensional echocardiography in the assessment of congenital mitral valve disease. J Am Soc Echocardiogr. 2014;27:142–54.

14. Mozaffarian D, Benjamin EJ, Go AS, et al. Heart disease and stroke statistics-2016 update: a report from the American Heart Association. Circulation. 2016;133:e38–e360.

15. Salgo IS, Gorman 3rd JH, Gorman RC, et al. Effect of annular shape on leaflet curvature in reducing mitral leaflet stress. Circulation. 2002;106:711–7.

16. Anwar AM, McGhie JS, Meijboom FJ, Ten Cate FJ. Double orifice mitral valve by real-time three-dimensional echocardiography. Eur J Echocardiogr. 2008;9:731–2.

17. Pizzino F, Piccione MC, Trio O, Zito C, Monaco M, Carerj S. Isolated double orifice mitral valve in a young asymptomatic woman. J Cardiovasc Med. 2015.

18. Espinola-Zavaleta N, Vargas-Barron J, Keirns C, et al. Three-dimensional echocardiography in congenital malformations of the mitral valve. J Am Soc Echocardiogr. 2002;15:468–72.

19. Valverde I, Rawlins D, Austin C, Simpson JM. Three-dimensional echocardiography in the management of parachute mitral valve. Eur Heart J Cardiovasc Imaging. 2012;13:446.

20. Sew D, Kostolny M, Carr M, Cook AC, Marek J. Complex left atrial cor triatriatum associated with supravalvar mitral membrane, coronary sinus defect and persistent left superior caval vein. 3D echocardiography navigates surgeon to successful repair. Int J Cardiol. 2014;173:e58–62.

21. Jone PN, Bremen C, DiMaria M, et al. Three-dimensional echocardiography enhances diagnostic accuracy of supramitral ring. Echocardiography. 2015;32:1048–50.

22. Takahashi K, Mackie AS, Rebeyka IM, et al. Two-dimensional versus transthoracic real-time three-dimensional echocardiography in the evaluation of the mechanisms and sites of atrioventricular valve regurgitation in a congenital heart disease population. J Am Soc Echocardiogr. 2010;23:726–34.

23. Little SH, Pirat B, Kumar R, et al. Three-dimensional color Doppler echocardiography for direct measurement of vena contracta area in mitral regurgitation: in vitro validation and clinical experience. JACC Cardiovasc Imaging. 2008;1:695–704.

24. Marsan NA, Westenberg JJ, Ypenburg C, et al. Quantification of functional mitral regurgitation by real-time 3D echocardiography: comparison with 3D velocity-encoded cardiac magnetic resonance. JACC Cardiovasc Imaging. 2009;2:1245–52.

25. Zeng X, Levine RA, Hua L, et al. Diagnostic value of vena contracta area in the quantification of mitral regurgitation severity by color Doppler 3D echocardiography. Circ Cardiovasc Imaging. 2011;4:506–13.

26. Takahashi K, Mackie AS, Thompson R, et al. Quantitative real-time three-dimensional echocardiography provides new insight into the mechanisms of mitral valve regurgitation post-repair of atrioventricular septal defect. J Am Soc Echocardiogr. 2012;25:1231–44.

27. Takahashi K, Guerra V, Roman KS, Nii M, Redington A, Smallhorn JF. Three-dimensional echocardiography improves the understanding of the mechanisms and site of left atrioventricular valve regurgitation in atrioventricular septal defect. J Am Soc Echocardiogr. 2006;19:1502–10.

28. Bharucha T, Sivaprakasam MC, Haw MP, Anderson RH, Vettukattil JJ. The angle of the components of the common atrioventricular valve predicts the outcome of surgical correction in patients with atrioventricular septal defect and common atrioventricular junction. J Am Soc Echocardiogr. 2008;21:1099–104.

29. Hlavacek AM, Crawford Jr FA, Chessa KS, Shirali GS. Real-time three-dimensional echocardiography is useful in the evaluation of patients with atrioventricular septal defects. Echocardiography. 2006;23:225–31.

30. Barrea C, Levasseur S, Roman K, et al. Three-dimensional echocardiography improves the understanding of left atrioventricular valve morphology and function in atrioventricular septal defects undergoing patch augmentation. J Thorac Cardiovasc Surg. 2005;129:746–53.

31. Colen TM, Khoo NS, Ross DB, Smallhorn JF. Partial zone of apposition closure in atrioventricular septal defect: are papillary muscles the clue. Ann Thorac Surg. 2013;96:637–43.

32. Patel V, Nanda NC, Rajdev S, et al. Live/real time three-dimensional transthoracic echocardiographic assessment of Ebstein's anomaly. Echocardiography. 2005;22:847–54.

33. Vettukattil JJ, Bharucha T, Anderson RH. Defining Ebstein's malformation using three-

dimensional echocardiography. Interact Cardiovasc Thorac Surg. 2007;6:685–90.

34. Bharucha T, Anderson RH, Lim ZS, Vettukattil JJ. Multiplanar review of three-dimensional echocardiography gives new insights into the morphology of Ebstein's malformation. Cardiol Young. 2010;20:49–53.

35. Kutty S, Colen T, Thompson RB, et al. Tricuspid regurgitation in hypoplastic left heart syndrome: mechanistic insights from 3-dimensional echocardiography and relationship with outcomes. Circ Cardiovasc Imaging. 2014;7:765–72.

36. Velayudhan DE, Brown TM, Nanda NC, et al. Quantification of tricuspid regurgitation by live three-dimensional transthoracic echocardiographic measurements of vena contracta area. Echocardiography. 2006;23:793–800.

37. Silvestry FE, Cohen MS, Armsby LB, et al. Guidelines for the echocardiographic assessment of atrial septal defect and patent foramen ovale: from the American Society of Echocardiography and Society for Cardiac Angiography and Interventions. J Am Soc Echocardiogr. 2015;28:910–58.

38. Pushparajah K, Miller OI, Simpson JM. 3D echocardiography of the atrial septum: anatomical features and landmarks for the echocardiographer. JACC Cardiovasc Imaging. 2010;3:981–4.

39. Roberson DA, Cui W, Patel D, et al. Three-dimensional transesophageal echocardiography of atrial septal defect: a qualitative and quantitative anatomic study. J Am Soc Echocardiogr. 2011;24:600–10.

40. Mehmood F, Vengala S, Nanda NC, et al. Usefulness of live three-dimensional transthoracic echocardiography in the characterization of atrial septal defects in adults. Echocardiography. 2004;21:707–13.

41. Acar P, Dulac Y, Aggoun Y. Images in congenital heart disease. Atrial septal defect within the oval fossa with enlarged coronary sinus: three-dimensional echocardiography. Cardiol Young. 2002;12:560.

42. van den Bosch AE, Ten Harkel DJ, McGhie JS, et al. Characterization of atrial septal defect assessed by real-time 3-dimensional echocardiography. J Am Soc Echocardiogr. 2006;19:815–21.

43. Taniguchi M, Akagi T, Watanabe N, et al. Application of real-time three-dimensional transesophageal echocardiography using a matrix array probe for transcatheter closure of atrial septal defect. J Am Soc Echocardiogr. 2009;22:1114–20.

44. Seo JS, Song JM, Kim YH, et al. Effect of atrial septal defect shape evaluated using three-dimensional transesophageal echocardiography on size measurements for percutaneous closure. J Am Soc Echocardiogr. 2012;25:1031–40.

45. Taniguchi M, Akagi T, Kijima Y, Sano S. Clinical advantage of real-time three-dimensional transesophageal echocardiography for transcatheter closure of multiple atrial septal defects. Int J Cardiovasc Imaging. 2013;29:1273–80.

46. Lodato JA, Cao QL, Weinert L, et al. Feasibility of real-time three-dimensional transoesophageal echocardiography for guidance of percutaneous atrial septal defect closure. Eur J Echocardiogr. 2009;10:543–8.

47. Hascoet S, Hadeed K, Marchal P, et al. The relation between atrial septal defect shape, diameter, and area using three-dimensional transoesophageal echocardiography and balloon sizing during percutaneous closure in children. Eur Heart J Cardiovasc Imaging. 2015;16:747–55.

48. Charakida M, Pushparajah K, Anderson D, Simpson JM. Insights gained from three-dimensional imaging modalities for closure of ventricular septal defects. Circ Cardiovasc Imaging. 2014;7:954–61.

49. Chen FL, Hsiung MC, Nanda N, Hsieh KS, Chou MC. Real time three-dimensional echocardiography in assessing ventricular septal defects: an echocardiographic-surgical correlative study. Echocardiography. 2006;23:562–8.

50. Cheng TO, Xie MX, Wang XF, Wang Y, Lu Q. Real-time 3-dimensional echocardiography in assessing atrial and ventricular septal defects: an echocardiographic-surgical correlative study. Am Heart J. 2004;148:1091–5.

51. Mercer-Rosa L, Seliem MA, Fedec A, Rome J, Rychik J, Gaynor JW. Illustration of the additional value of real-time 3-dimensional echocardiography to conventional transthoracic and